I0436447

Ayurveda y Nutrición

Nutricional constitucional

Vaidya Atreya Smith

Partes de este libro apareció por primera vez en 2001 bajo el título de *Perfect Balance* publicado por Avery Publishing, EUA.

Traducción del inglés (EUA): Christine Margaret Baez

Otros libros de Vaidya Atreya Smith:

Curanción Pranica, Arkanmo Books, Madrid, 1998
Practical Ayurveda, Samuel Weiser, 1998
Ayurvedic Healing for Women, Samuel Weiser, 1999
Secrets of Ayurvedic Massage, Lotus Press, 2000
Perfect Balance, Avery Publishing, 2001
Ayurvedic Nutrition Course Textbook, Editions Turiya, 2001
Pañcakarma - Shodhana Chikitsā Textbook, Editions Turiya, 2003
Dravyaguna for Westerners, Editions Turiya, 2009
Ayurvedic Nutrition, CreateSpace, 2010
La Psicología de la Transformación en el Yoga, CreateSpace, 2013

www.atreya.com

Copyright © 2001 & 2013 Atreya Smith

Todos los derechos reservados. Ninguna parte de este libro puede ser reproducida o transmitida en ninguna forma o por cualquier medio, ya sea electrónico o mecánico, incluyendo, fotocopias, grabación, o por cualquier información almacenada en un sistema de recuperación, sin el permiso por escrito de la editorial.

ISBN-13: 978-1491294697
ISBN-10: 1491294698

El objetivo de este libro no es diagnosticar ni recetar. La información que se presenta no sustituye la consulta con un profesional de la salud.

ÍNDICE

AGRADECIMIENTOS

El autor desea agradecer la ayuda y el apoyo de sus profesores en la India. Además, desea dar las gracias a todos los muchos clientes que han sido algunos de los mejores maestros en los últimos años y que desea dar a su profundo agradecimiento a su esposa, Girija, que lo ha apoyado siempre todas las formas posibles.

1

INTRODUCCIÓN AL SISTEMA AYURVÉDICO

El sistema de medicina y nutrición más completo disponible hoy en día ha existido por más de 5,000 años, y es conocido como el *Ayurveda*. El propósito de este curso es presentar la nutrición ayurvédica de una manera fácil y clara que permita al practicante utilizar este antiguo sistema en el mundo occidental moderno. Debido a sus raíces antiguas, a menudo es difícil para los nutricionistas clínicos modernos entender y utilizar el Ayurveda; este curso resolverá esa dificultad utilizando un lenguaje coloquial y presentando las bases del sistema ayurvédico de manera práctica y clara.

¿Debería cualquier nutricionista moderno estar interesado en un sistema médico que data de al menos 5,000 años? ¿En realidad, es práctico utilizar un método antiguo de nutrición? ¿Puede el sistema ayurvédico ayudar a pacientes en sus atareadas y estresantes vidas cotidianas?

La respuesta a las preguntas anteriores definitivamente es sí. El conocimiento de cómo funciona el cuerpo en relación con la naturaleza es conocido como el Ayurveda. La palabra 'Ayurveda' está compuesta por dos palabras sánscritas, Ayur y Veda; la primera, Ayur, significa vida o la duración de la vida, la longevidad, y la segunda, Veda, significa el conocimiento o entendimiento. Así que, la palabra Ayurveda significa "el conocimiento de la vida" o el "entendimiento de la naturaleza". En la antigüedad, el Ayurveda era el sistema médico primario en el mundo, nacido con el propósito de vivir una vida larga y saludable. Por consiguiente, se le ha llamado la ciencia de la longevidad.

No hay nada bueno o malo en el Ayurveda. El Ayurveda no es una interminable repetición de currys hindúes y rígidas prácticas de yoga; simplemente, es un método antiguo y práctico de entender la vida. El Ayurveda comienza por ayudar a la gente a entenderse a sí misma, su individual y única naturaleza o constitución; luego ayuda a entender la manera en que diferentes constituciones son afectadas por la naturaleza. En otras palabras, demuestra el resultado de combinar nuestra naturaleza con otros objetos y lugares. Puede tomar la forma de comida, clima, personas y profesión. El Ayurveda puede verse como una fórmula fácil: $A + B = C$.

A = la constitución individual (persona)
B = todo lo demás (comida, clima, estaciones, profesión, entre otros)
C = el resultado de las dos combinaciones

Los antiguos sabios desarrollaron formas tradicionales de medicina, como el Ayurveda y la medicina china y sus observaciones del universo dieron como resultado el desarrollo de la "medicina constitucional". Los antiguos percibían el universo como un constante juego de energías, que cuando están en desequilibrio en el cuerpo humano, se traducen en enfermedad. El papel del médico de la antigüedad era reestablecer la armonía entre mente-cuerpo-alma y evitar la discordia entre la naturaleza y el individuo. La antigua cultura védica en la India desarrolló el concepto de medicina constitucional y la llevó a su auge en la forma de la medicina Ayurveda.

El Ayurveda ha estado en uso continuo durante 5,000 años y todavía atiende aproximadamente a la quinta parte de la población mundial, de acuerdo con la Organización Mundial de la Salud, la cual reconoce al Ayurveda como un sistema válido de medicina.

La tradición ayurvédica ha desarrollado a lo largo de los siglos un sistema muy sofisticado de medicina. Tradicionalmente existen ocho ramas de la medicina ayurvédica que son las siguientes:

1. Medicina General   (*Käyacikitsä*)
2. Pediatría   (*Kaumärabhrtya*)
3. Toxicología   (*Agadatantra*)

4. Cirugía   (*Shalyatantra*)
5. Enfermedades de la mente   (*Shäläkyatantra*)
6. Rejuvenecimiento   (*Rasäyana*)
7. Afrodisíacos   (*Väjikarana*)
8. Posesión y psiquiatría   (*Bhätavidya*)

Los antiguos sabios percibían el universo como diferentes formas de energía manifestada o no manifestada (*prana*) y se dieron cuenta que estas energías fundamentales se encuentran en nuestros alimentos y hierbas. La clasificación única de alimentos y hierbas de acuerdo a sus acciones individuales o "energías" es la manera en que el Ayurveda reestablece el balance del cuerpo, lo que se hace de acuerdo a la constitución individual de la persona. En el Ayurveda, la medicina se considera inferior a los alimentos y las hierbas ingeridos diariamente. De hecho, la medicina es el "último recurso" y muestra los malos hábitos y estilo de vida del paciente.

Muchas culturas antiguas viajaron a la India para aprender de sus médicos. La teoría de los Cuatro Humores viene de la India. Encontramos a los griegos utilizando teorías ayurvédicas y fórmulas herbales 400 años antes de Cristo (A.C.). Ellos eran conocidos por haber estudiado extensivamente el sistema ayurvédico. Por lo tanto, es posible históricamente decir que la medicina constitucional es el fundamento de nuestra medicina alópata que se desarrolló a partir del antiguo sistema griego.

El Ayurveda es la madre de todas las formas de la medicina moderna, desde el funcionamiento del cuerpo hasta la cirugía. Ambas civilizaciones, la Occidental y la Asiática, han compartido el conocimiento ayurvédico y lo han aplicado a su propio contexto cultural y sus sistemas médicos. La cirugía plástica, la acupuntura, la clasificación de las enfermedades y las escuelas de medicina se derivan de la tradición ayurvédica original, por lo que, el Ayurveda y la información aquí presentada deberían ser vistos como complemento de la medicina alópata moderna y no en conflicto con ella. La comunidad médica moderna puede ver las terapias ayurvédicas como medidas preventivas, tanto física como psicológicamente. De hecho, tal perspectiva es necesaria para el crecimiento continuo y la armonía de ambos sistemas y para el incipiente desarrollo de una medicina global.

Nutrición constitucional

Existe un sistema nutricional científico alternativo, el Ayurveda o 'la ciencia de la vida'. En contraste con la nutrición bioquímica moderna, el sistema ayurvédico funciona con seres humanos y se han observado los efectos de los alimentos y la nutrición en el cuerpo durante miles de años. El Ayurveda también ha tenido la oportunidad de observar los efectos de la nutrición sobre la mente y las emociones así que el Ayurveda es un sistema de salud mente-cuerpo que funciona con los seres humanos y no con objetos sin vida.

El sistema ayurvédico no se interesa en síntomas represores ni incluso en añadirle unos cuantos años a tu vida tomando medicamentos. Todo el enfoque es diferente. Primero, el Ayurveda sólo trata a la gente, individuos como tú y tus pacientes. Segundo, el Ayurveda busca encontrar y curar la causa de la enfermedad. Por supuesto que en este proceso se pueden aliviar los síntomas, pero la idea es curar al individuo sin tratar los síntomas mediante el uso diario de medicamentos.

El Ayurveda hace hincapié en la importancia de tener una vida balanceada. Enfatiza la nutrición y el estilo de vida como la base de la salud. La medicina se da en un segundo plano, después de estos dos pilares de la salud, como son el comer correctamente para tu individualidad y llevar un estilo de vida con ejercicios, creatividad, alegría, retos y una rutina que optimice tu realización personal y habilidad creativa.

El Ayurveda encapsula la medicina mente-cuerpo u holística. También encapsula un entendimiento importante del alma y el deseo del ser humano por conocer la divinidad en la vida. Aún así, el Ayurveda es una ciencia de la salud y no está asociada con ninguna religión. Es obvio que el Ayurveda se practica en diferentes formas en países budistas, hindúes y musulmanes en el Oriente, así como también se practicó en la Grecia antigua. No es un sistema que recomiende un enfoque en particular para cumplir los deseos del alma, simplemente es un factor importante en la salud.

La principal diferencia del sistema bioquímico con el sistema ayurvédico es que éste último se enfoca en las funciones del cuerpo más que en las cantidades. Por lo tanto, el enfoque ayurvédico se puede describir como un sistema funcional, mientras que el enfoque bioquímico puede definirse como un sistema estructural. El fundamento del Ayurveda radica en una forma experimental de la física o en una forma interrelacionada de la materia, forma que se acerca más al modelo de la física moderna que al modelo de la mecánica. El Ayurveda siempre empieza con el individuo y despúes se extiende al ambiente en el que habita. Por lo tanto, el Ayurveda siempre orienta sus terapias y dietas de acuerdo al individuo, en contraste con los médicos modernos que desarrollan terapias para luego orientar al individuo hacia éstas. El modelo ayurvédico ve el cuerpo como inteligente y que busca la salud. Concibe al individuo como un universo inteligente en el cual ambos buscan la expansión y experiencia a través del movimiento. Si este movimiento está en equilibrio con el ambiente entonces habrá salud. Si este movimiento es caótico, habrá enfermedad.

Por tanto, el Ayurveda no es sólo otro sistema de salud natural. Realmente es una manera diferente de percibir el universo y la forma en que nosotros como seres humanos, vivimos e interactuamos con nuestro ambiente. Es un sistema científico que se basa en las funciones y en los sistemas más que en las teorías y las cantidades, un sistema cualitativo que incluye las interrelaciones psicológicas entre la gente y su ambiente. No se puede reducir a un sistema mecánico e incluso va más allá de éste tanto en cuestión de salud como de universo. El Ayurveda es más una forma de vida que un intento por controlarla. Habilita más que crear dependencia en las autoridades o medicamentos.

El Ayurveda se basa en una larga historia de observación y experimentación directa con seres humanos vivos. El conocimiento que aquí se presenta es un conocimiento directo experimentado por gente viva. La prueba de cualquier cosa es intentarlo y ver si funciona. Probando el sistema ayurvédico uno puede tomar ventaja del sistema nutricional más antiguo y de la contribución de incontables médicos y pacientes a través de miles de años.

Vaidya Atreya Smith

2

LA TEORÍA TRI-DOSHA

Cada uno de nosotros es diferente. Cada uno de nosotros tiene diferente metabolismo y respuesta a los alimentos. Para ajustar nuestra dieta de acuerdo a nuestra individualidad debemos tener un método, el cual se llama la teoría *tri-dosha* y forma la base del sistema ayurvédico.

Los antiguos que desarrollaron este sistema observaron de cerca la naturaleza durante cientos de años. El resultado de sus observaciones fue el siguiente: el universo físico está compuesto de cuatro estados primarios de la materia: el estado sólido, el estado líquido, la materia en su estado de transformación y la materia en movimiento. Estos cuatro estados de la materia existen en un quinto estado, un campo o espacio. Se le conoce como *Pancha Mahabhutani*, o los cinco grandes estados de la materia, en el Ayurveda. Los antiguos también observaron que un principio controla estos cinco estados diferentes de la materia. Se divide en tres principios, el tri-dosha, el cual gobierna la naturaleza como la conocemos. Estos principios son fuerzas biológicas y pueden verse, e incluso cualquiera puede observar sus acciones.

Todo lo que ocurre en la naturaleza es diferente debido a la composición de los principios, el tri-dosha. Por lo tanto, si entendemos cuál de los principios es el dominante, entendemos mucho de la naturaleza de la persona; este entendimiento es la base de la nutrición en el Ayurveda. Primero, es necesario entender qué principio de la naturaleza o dosha, es dominante en el metabolismo. Después, se puede planear una dieta usando los mismos tres principios.

En el Ayurveda se reconocen tres tipos básicos constitucionales, doshas o humores. Éstos se combinan para formar siete posibles constituciones las cuales tienen muchas posibles combinaciones lo que resulta en un número infinito de individuos. Cuando hablamos de un tipo constitucional en el Ayurveda, estamos hablando solamente del principio o dosha predominante. Todos tenemos estos tres principios y la constitución es determinada por el principio más fuerte y por lo tanto, el que controla la función del metabolismo.

Se dice que nuestra constitución se determina en el momento en que somos concebidos. Tanto el dosha del momento (quiere decir, momento del día y la estación) como el dosha que fue el predominante de cada padre determinan la constitución individual. La constitución física permanece determinada de por vida.

La mejor manera de ver los diferentes doshas o humores es considerar cada uno de ellos como un principio, fuerza o medio que ayuda a crear un ambiente interno, y así a un ser biológico. Son tres principios básicos que están en constante juego entre sí. El balance de esta interacción determina nuestro nivel de salud y nuestra habilidad para mantener ese balance determina la duración de nuestra vida. En sánscrito, estas fuerzas tienen nombres que implican una multitud de significados. Por lo tanto, es importante entender los términos por lo que son: indican un principio de la fuerza vital; no podemos tomarlas como traducciones textuales de aire, fuego y agua.

Tradicionalmente los nombres de estos principios (el tri-dosha) son: VATA, PITTA y KAPHA.

vata	=	lo que mueve
pitta	=	lo que quema
kapha	=	lo que sostiene y une

Históricamente, se dice que uno debe estudiar el principio de los tres humores durante siete años antes de entender su total significado. Son fuerzas biológicas que controlan las funciones del cuerpo y hasta cierta medida, el ambiente. Implican la entera manifestación física en ellas mismas y controlan los cinco estados de la materia.

Los 5 estados de la materia (los cinco elementos)	Funciones	El dosha dominante
Éter (campo)	Espacio	vata
Aire (movimiento)	Movimiento	vata
Fuego (transformación)	Conversión	pitta
Agua (líquido)	Cohesión	pitta / kapha
Tierra (sólido)	Masa	kapha

Los tres doshas o humores a menudo se les llaman Aire (vata), Fuego (pitta) y Agua (kapha), ya que son los elementos predominantes que controlan. El siguiente diagrama da una idea de cuál es el elemento más fuerte y se dice que el elemento secundario sostiene o apoya al más fuerte. Por ejemplo, el fuego es apoyado por el agua porque sin agua, el fuego podría quemar cualquier cosa que tocara.

Estos tres doshas o humores se combinan para hacer los siete tipos constitucionales que se mencionaron arriba, a continuación:

VATA	VATA/PITTA
PITTA	VATA/KAPHA
KAPHA	PITTA/KAPHA
	VATA/PITTA/KAPHA

A los tres primeros se les llama tipos puros y a los otros, tipos mixtos.

Nota cómo los tres círculos se traslapan y cómo cada uno está interrelacionado con los otros y se combinan. Nota que el vata está arriba porque es el más poderoso de los tres doshas y que el elemento dominante es el que está escrito en negritas y el elemento que lo sostiene está por debajo.

El Ayurveda usa estas siete clasificaciones para entender las principales diferencias en los tipos de metabolismo. La cuestión no es si unos son buenos y otros malos; se refiere a diferencias biológicas. Si se entiende cómo funciona el metabolismo, se puede empezar a trabajar con él y no en su contra. Trabajar en contra trae diversos problemas digestivos y con el tiempo puede provocar enfermedades leves o graves mientras que trabajar con él fomenta buena digestión y salud, no sólo no le acarrea enfermedades, sino que le proporciona salud verdadera.

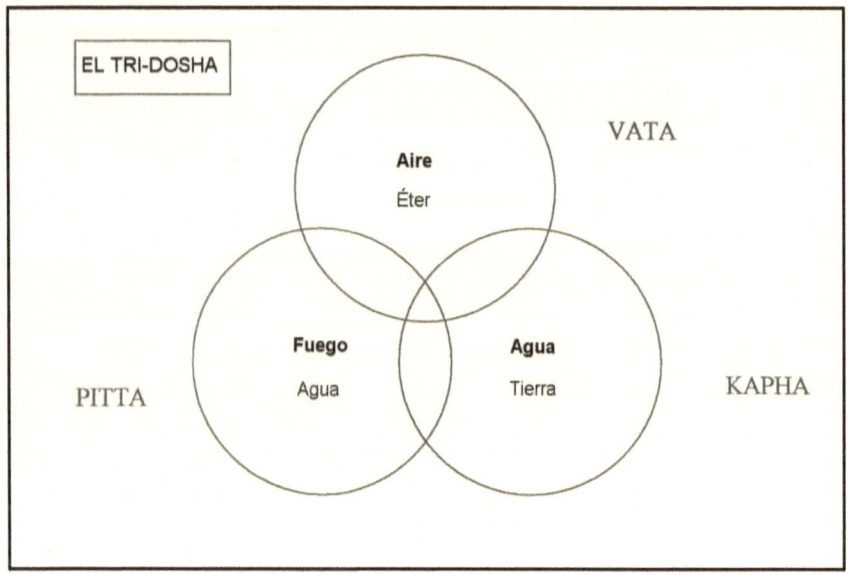

También se reconoce que existe una enorme variación en cada tipo. Los siete tipos principales no son vistos como un punto final decisivo, sino que como un punto de partida. Podemos, una vez que sepamos nuestro tipo de acuerdo al Ayurveda, comenzar a trabajar dentro del contexto de las directrices para nuestro tipo. He experimentado esto una y otra vez en mi práctica. La gente en general, ya ha reconocido que ciertos alimentos son problemáticos para ella y ha aprendido a evitarlos. Cuando ven las recomendaciones de alimentos para su tipo, se sorprenden al ver aquellos que son problemáticos y que deberían ser eliminados de acuerdo al Ayurveda y, a menudo piensan que estas recomendaciones son definitivas. En realidad, las recomendaciones en este curso y en cualquier libro de nutrición ayurvédica son las directrices básicas que después se ajustan y se refinan de acuerdo al individuo.

El propósito de estos siete tipos, V, P, K, VP, VK, PK y VPK, no es clasificar a la gente, es más bien una forma de entender la manera en que funciona el metabolismo. En el Ayurveda nunca ha existido la idea de usar un tipo como comparación con otro tipo y de hecho, está en contra de los principios del Ayurveda el comparar a la gente de alguna u otra manera. Ninguna constitución es mejor o peor que otra y tampoco ninguna combinación es mejor que otra. Cada tipo o tipo combinado tiene su pro y su contra. De hecho, en todos se evidencian los tres principios; el tipo siendo sólo una distinción del principio que domina las funciones del metabolismo.

En ocasiones, encontrará gente utilizando esas distinciones metabólicas para manipular, criticar o 'apocar' a otros. Por favor, nótese que esto no tiene nada que ver con el sistema ayurvédico. La gente que siente la necesidad de dominar o criticar a otros lo hace debido a su propia inseguridad o neurosis; es gente que utilizará cualquier sistema o medio para su propia conveniencia. Menciono esto porque hoy en día es bastante común que la gente juzgue a otros y, desafortunadamente, algunos están tratando de usar el Ayurveda de esta forma. Qué quede claro que no hay un juicio de valor respecto a los diferentes tipos constitucionales.

Para poner en práctica la metodología de nutrición ayurvédica, necesitamos tener un mínimo de entendimiento de los siete tipos diferentes. En general, el séptimo, VPK, se considera bastante raro ya que indica una suma igual de los tres doshas, lo que es también mi experiencia práctica. En los últimos seis años, me he encontrado solamente con cuatro tipos como éste después de atender a miles de pacientes así que sí, la mayoría de las personas se encuentra en uno de los seis tipos principales.

PERFILES FÍSICOS

vata

Esta persona tiene un metabolismo variable; en otras palabras, diariamente no tiene consistencia en la digestión Un día la persona digerirá una pizza fácilmente y al siguiente ya no; cualquier otro día, la misma pizza provocará una indigestión menor. Esto demuestra una inconsistencia en el metabolismo, y como la función digestiva es una de los índices principales de todo el metabolismo, podemos ver que la gente vata no digiere siempre el mismo alimento o plato de la misma manera.

Estas personas tienden a digerir rápidamente cuando realmente digieren y tienden a producir más gases cuando no digieren bien. Cuando este tipo se altera, se estriñe, se inflama, o simplemente se produce gas intestinal. Estas personas tiende a tener la piel y el cabello secos, y es esta misma sequedad interna la que puede causar estreñimiento.

Este tipo generalmente tiene una estructura ósea (el esqueleto) más pequeña. Los huesos por sí solos son más delgados que gruesos. Tiende a ser alto y delgado, o pequeño y delgado. Sin embargo, cuando este tipo se perturba se puede volver gordo. Esto es más probable en la edad adulta después de los treinta. Estas personas generalmente son delgadas cuando entran en la etapa de la adolescencia, o igual durante toda su vida.

Este tipo presenta dificultad en ganar peso. No importa cuánto coman, pareciera que nunca suben de peso. En general, no comen mucho, pero prefieren comer menores cantidades pero con más frecuencia. Son los menos interesados en la comida de los siete tipos y a menudo se conforman con alimentos con pocos nutrientes como comidas rápidas, comidas chatarras o refrigerios, sólo por falta de interés.

A pesar de que su metabolismo sea variable, tienden a sentir frío la mayor parte del tiempo. La circulación sanguínea no es muy fuerte y generalmente tienen las manos y los pies fríos debido a esto. No les gusta mucho el clima frío y necesitan cubrirse de ropa más que otros tipos.

Las personas vata tienen el sistema inmunológico más débil que todos los demás tipos y a menudo presentan alergias, resfriados o gripe. Incluso, normalmente suelen tener bastante energía, aunque no necesariamente la resistencia para continuar. A menudo son bastante parlanchines, o incluso caóticos de alguna manera aislada. Son conocidos por ser buenos en empezar cosas y no terminarlas. Pueden sentirse fácilmente perturbados por las computadoras u otros aparatos electrónicos, ya que son los más sensibles físicamente de los tres tipos.

pitta

Las personas pitta tienen un metabolismo muy fuerte. Digieren rápidamente y tienen la mejor digestión; pueden comer lo que sea. Su metabolismo tiende hacia el lado caliente y tienden a ser de 'sangre caliente' en todos los sentidos. Tienen la piel, las manos y los pies calientes. Su circulación sanguínea es la más fuerte de los tres tipos y pueden ser propensos a problemas sanguíneos o del corazón en el futuro.

Su metabolismo no sólo es fuerte, sino también consistente. Hasta los cuarenta años difícilmente notarán el proceso de la digestión a menos que tengan acedía o acidez. Después de los cuarenta, de repente empiezan a notar que empiezan a subir unos kilos. Entonces tienden a volverse más conscientes de los alimentos problemáticos como tomates o cítricos.

Cuando realmente tienen problemas digestivos se presentan en forma de deposiciones líquidas o presentan diarrea y, en especial, la comida frita puede provocar este tipo de reacción. Esto sucede a menudo con las comidas rápidas o de restaurantes en donde las comidas son preparadas con aceite ya usado o de baja calidad. El exceso de consumo de comidas grasosas también puede provocar obesidad. Generalmente no son ni delgados ni con sobrepeso a menos que coman muchas comidas grasosas y que engordan. Son los que tienen más regularidad de los tres tipos en cuestión de evacuación intestinal.

Los tipos pitta tienden a sufrir de problemas de la piel debido a la naturaleza ácida de su sangre y los fluidos del cuerpo en general. También pueden tener problemas del hígado aunque no tomen alcohol. Pueden tener problemas de la vista o pueden tener problemas con sus ojos en algún momento de su vida. Generalmente, tienden a tener los ojos rojos o a ser sensibles a los rayos del sol más que los otros tipos. A menudo usan lentes.

Tienden a ser de complexión mediana en su estructura ósea y, de los tres tipos, son los que tienen la complexión más "promedia". Sin embargo, no te engañes por esta distinción. Cualquiera de los tipos puede tener una complexión promedia. Caen entre los otros tipos tanto en talla como en peso y tienen un nivel promedio de resistencia y energía. Sin embargo, tienen la mente más poderosa y por lo tanto pueden realizar actos más allá de su fuerza normal o resistencia sólo con su fuerza de voluntad.

Tienen un buen sistema inmunológico y generalmente no se enferman, a menos que trabajen demasiado. Tienden a sufrir más de frustración o exceso de trabajo que de una enfermedad física. Son propensos al agotamiento y a la extenuación, lo que les provoca enfermedades infecciosas. Sufren de problemas de inflamación cuando se enferman.

kapha

Esta persona tiene el metabolismo más lento, pero con una mayor consistencia. Su capacidad digestiva es muy regular y consistente. Pueden fácilmente congestionarse o sobrecargarse dado que su metabolismo funciona lentamente. De los tres tipos, esta gente tarda más en digerir lo que come. Responderán de manera uniforme a los mismos tipos de comidas o alimentos.

Cuando tienen problemas digestivos se inflaman o presentan subjetivamente un sentimiento o sensación de pesadez en el estómago o el abdomen. Como su digestión refleja una lenta función metabólica pueden comer en demasía alimentos de lenta y pesada digestión. Los problemas se reflejan en la acumulación de mucosidad o grasa cuando la ingesta de alimentos es mayor que la habilidad metabólica de proceso y asimilación.

Estas personas no tienen mucha resistencia a lo dulce; no obstante, de todos los tipos, pueden ser lo que más les atrae. Esta atracción puede poner un estrés suplementario en la función suprarrenal y la del páncreas que es quien regula el azúcar en la sangre y el proceso de las grasas y el colesterol entre otras cosas. La función de sus riñones también puede hacerse débil por cualquier exceso de grasa que se acumule. De los tres tipos tendrán más peso en fluidos debido a la debilidad que posee el metabolismo del agua, quiere decir, la función de los riñones. Puede hacer que la piel se vea 'hinchada' y que se produzca edema en general.

La gente kapha tiene el cuerpo más fuerte y el mayor nivel de resistencia de los tres tipos. Aunque es propensa a padecer de sobrepeso, no es una regla fija. Pueden lograr grandes hazañas de fortaleza en ciertos deportes y tipos de profesiones. Son los más orientados físicamente de todos los tipos y por lo tanto tienen mayor atracción hacia la comida. Tienen la estructura ósea más grande aunque no tienden a ser altos. Entonces, tienden a ser fuertes, de estatura media, y robustos.

Junto con su fuerza física tienen la función inmune más fuerte. Su resistencia a las enfermedades es mayor que la de otros tipos y la gente kapha generalmente no se enferma. Cuando esto sucede, normalmente refleja malos hábitos alimenticios y de estilo de vida. Esto incluye ingerir alcohol y fumar, lo cual causa problemas a todos los tipos. El tipo kapha es propenso a todo tipo de acumulaciones en el cuerpo, lo cual se puede manifestar como tumores y otras acumulaciones internas de naturaleza benigna. También pueden ser propensos a problemas del pulmón o problemas del sistema respiratorio en general.

El tipo kapha generalmente disfruta de un mayor nivel de salud física. Siempre y cuando no se satisfagan en extremo, estas personas pueden vivir más tiempo y más saludablemente que cualquier de los otros tipos. Sin embargo, si tienen malos hábitos y una mala nutrición pueden llegar a enfermarse y morir de las muchas enfermedades de una sociedad opulenta.

vata / pitta

Este tipo es una combinación de vata y pitta, un tipo mixto que también se llama tipo dual porque refleja una combinación de ambos principios. Comúnmente un tipo dual muestra de manera bastante igual las peculiaridades de su tipo. Sin embargo, uno de los tipos puede dominar ya sea en el cuerpo o en la psicología haciendo que una persona se parezca a un tipo pero se comporte como otro; pero no es el típico escenario.

Físicamente estos tipos están entre los tipos vata y pitta o siguen ya sea el vata o el pitta. Por lo regular son más delgados que corpulentos y pueden mostrar el lado seco, cualidades nerviosas del tipo vata, o el lado activo, cualidades dinámicas del tipo pitta. Como la naturaleza es infinita en sus combinaciones así son las posibles combinaciones de estos dos tipos. La estructura física es menos un medio de determinar un tipo dual que observar su metabolismo; tiende a tener una fuerte digestión pero puede ser ocasionalmente obstruida por gases, mal absorción de nutrientes, o diarrea. Normalmente no se enferman y son más resistentes que el tipo vata puro, pero, no son tan resistentes a las enfermedades como el tipo pitta y pueden, cuando no estén balanceados, caer presos de los problemas tanto vata como pitta.

De la misma manera, esta combinación también puede mostrar los mejores atributos de los dos tipos. Esta combinación puede dar como resultado buenos atletas en pista y campo, en esquí, en carreras de cualquier tipo o de natación. Les gusta moverse y competir en eventos o actividades y tal vez son más sociales que el tipo pitta puro. También son más tolerantes que el tipo pitta puro, e incluso más prácticos y persistentes que el tipo vata puro.

Como la persona vata es la más creativa e innovadora, la persona pitta es la más práctica y dinámica, este tipo es reverenciado en nuestra sociedad. El lado más desarrollado de esta combinación es una persona que puede alcanzar muchas cosas que son creativas e innovadoras. Se comunican bien y están llenas de vitalidad. Tienen la habilidad de actualizar sus ideas y sueños en formas concretas y pueden ser buenos líderes en los negocios. Es también una excelente combinación para la enseñanza en general y la búsqueda del conocimiento. Las cualidades de pitta agregan una buena determinación a las cualidades vata en la búsqueda en los estudios y la habilidad de enfocarse en un asunto a la vez, para explorarlo completamente.

En los tipos menos desarrollados, esta combinación puede inducir a indecisión intelectual, inseguridad y frustración. Pueden ser personas "demasiado mentales" pero con una frustración o sentido de irritabilidad que puede dificultar la convivencia. El tipo vata/pitta también puede tender a tipos irracionales de comportamiento con una conducta agresiva o violenta.

vata / kapha

La combinación vata / kapha es interesante ya que puede ofrecer grandes cualidades o conflictos. La naturaleza física de este tipo tiende a reflejar el tipo kapha corporalmente más que el tipo vata; quiere decir, más fuerte y bien formado que delgado. En un pequeño porcentaje de la gente, el lado vata puede dominar físicamente, pero si este es el caso, la disposición mental demostrará más cualidades del lado kapha.

Físicamente este tipo puede manifestar algunas de las cualidades del tipo vata como el estreñimiento o cólicos. Generalmente hablando, tiene una fuerte constitución y no se enferma tan fácilmente, sin embargo, tiende a tener molestias persistentes de salud. Normalmente estos problemas se relacionan al principio vata y se manifiestan como molestias migratorias, problemas nerviosos o irregularidades del metabolismo. El lado vata de la constitución puede disturbar el lado kapha muy fácilmente y causar hinchazón del estómago, distensión y edema. Los pulmones también pueden presentar alergias o congestión.

Sus cualidades más fáciles de percibir son los atributos mentales rápidos y intuitivos del tipo vata junto con la estabilidad y persistencia del tipo kapha. La perspicacia del tipo kapha contrarresta la usual falta de perspicacia del tipo vata y de esta combinación vata/kapha resultan muchas cualidades para el desempeño artístico. Este tipo puede estar muy orientado socialmente hablando y puede trabajar bien con gente de manera atenta y maternal. Son serviciales y buenos en comunicarse y relacionarse con otros.

Cuando están aquejados de algo, pueden sufrir lo peor de ambos principios. Puede ser difícil de tratar, ya que cualitativamente los dos lados son opuestos, lo que significa que el lado vata tiende a moverse y cambiar mientras que el lado kapha odia el cambio y el movimiento. El tipo vata se identifica con todos los tipos de irregularidad: levantarse tarde, no comer a sus horas, y el tipo kapha se identifica con la regularidad: comer y dormir a sus horas todos los días. Los problemas físicos que pueden resultar de esto se reflejan en un metabolismo confuso. La lentitud del lado kapha se perturba por el comportamiento errático del lado vata. La espontaneidad del lado vata se agrava por la rigidez del lado kapha.

Un entendimiento de los dos lados es crítico para esta combinación, si no, resulta la infelicidad física y mental y trabajar con el aspecto dual de la constitución trae armonía y una función metabólica pacífica. El hacer caso omiso de uno de los dos lados provoca desequilibrios nerviosos y digestivos y problemas mentales, normalmente, baja autoestima y actitudes negativas ante uno mismo. Éste puede ser uno de los tipos más interesante y feliz cuando ambos lados de su naturaleza son bien entendidos.

pitta / kapha

Este tipo es muy bueno para deportes competitivos y actividades físicamente agotadoras. La fuerte voluntad del tipo pitta combina con el cuerpo fuerte del tipo kapha y da una combinación poderosa. La mayor parte de nuestras estrellas de fútbol y básquetbol son de este tipo. La disciplina mental necesaria para el ejercicio y prácticas rutinarios es una cualidad del tipo kapha y la cualidad de lucha y competitividad refleja al tipo pitta.

Físicamente, estos tipos son bastante fuertes –los más fuertes en muchos sentidos– y difícilmente se congestionan por la acumulación del principio kapha. Su metabolismo es más caliente y fuerte que el del tipo kapha, aunque no tan caliente o ácido como el del tipo pitta puro. Es una buena combinación para las actividades físicas. El problema puede surgir si las personas de este tipo se vuelven sedentarias e inactivas en la vida, lo que tenderá a disturbar ambos lados de la constitución; el lado pitta se congestionará por las cualidades de kapha que siempre se incrementan en la inactividad. Mientras más inactivo sea este tipo, mayores problemas tendrá.

Mentalmente, este tipo necesita retos o se sentirá infeliz y descontento; sin embargo, generalmente no se arriesgan, pero más aún planean. El tipo kapha es consciente y cuidadoso; combinado con el tipo pitta la persona puede actuar cuando sea necesario, aunque rara vez sin planear. Estas personas prefieren trabajar o estar activas en áreas definidas tales como su pueblo o vecindario. Pueden viajar poco o ir regularmente al mismo lugar de vacaciones. Son más habituales que los otros tipos mixtos. Este tipo también puede volverse ejecutivo o director. Mientras el tipo kapha es bueno con la gente y en la gestión, el tipo pitta es agresivo y busca el poder. Para dirigir un negocio se necesitan a menudo las dos cualidades, o la persona no estará lo suficientemente motivada y fuerte, o no será capaz de trabajar suficientemente bien con subordinados. Su voluntad de luchar por largo tiempo por una meta le da una presencia poderosa aún si su cuerpo no está físicamente desarrollado.

Estos dos principios tienden a combinarse bien. Los problemas físicos que puedan llegar son problemas del corazón, especialmente la congestión de las arterias y vasos sanguíneos. Estas personas también están propensas a padecer problemas del páncreas y la vesícula biliar; los dos tienden a congestionarse o taparse por una mala alimentación y malos hábitos. Realmente tienen gran apetito, así que es importante que coman alimentos que sean capaces de digerir por completo. Son propensas a comer muchos alimentos ricos en grasas que, mientras sean jóvenes, pueden a lo mejor digerir fácilmente, aunque, una vez que están en los treinta y algo, repentinamente pueden subir de peso.

vata / pitta / kapha

Esta persona tiene una disposición física y mental balanceada. Tradicionalmente, estas personas son las que tienen menos probabilidad de enfermarse o tener problemas. Si se llegan a enfermar puede ser por cualquiera de los tres principios. En nuestra cultura moderna, es más probable que vata se desequilibre y afecte a los otros aspectos de la constitución, lo que también es un saber tradicional del Ayurveda. El principio vata es el más irregular e inestable por su naturaleza de movimiento y nuestra sociedad adora el movimiento y está cada vez menos atraída por la tradición y regularidad lo que aumenta aún más esa tendencia.

Este tipo de persona tenderá a tener un tipo de cuerpo pitta / kapha, más bien robusto que delgado. Aunque la delgadez es atractiva en nuestra cultura de las top models y nuestra adoración de la juventud, no siempre es conveniente para la salud. El cuerpo necesita algo de grasa y un buen tono muscular así que, el tipo VPK, refleja un esqueleto y tejido más fuertes que la mayoría de los otros tipos. Se dice que estas personad estan libres de enfermedades e infelicidad y que tienen una larga vida y disfrutan de ella. Se dice también que es el tipo más raro. Una vez más es bueno recordar que un tipo no es mejor que otro. *Cualquiera de los tipos puede caer en estado de desequilibro por malos hábitos y una mala nutrición, incluso los tipos iguales.* Generalmente, este tipo tendrá una mayor capacidad para soportar enfermedades y malos hábitos, a condición de que sean temporales y no formen parte de los hábitos de la vida cotidiana.

Esta fortaleza se debe al equilibrio que está presente en la combinación de los tres tipos. Es la combinación de los tres que provee fortaleza e inmunidad a las enfermedades, no porque un tipo sea mejor o más fuerte que otro.

PERFILES PSICOLÓGICOS

Perfil psicológico de vata

La persona vata puede ser muy creativa, imaginativa e innovadora. El tipo vata es muy bueno en todas las formas de pensamiento abstracto o creatividad, pero, puede tener problemas con el lado práctico de la vida. El 'profesor distraído' es un tipo vata típico con tendencia científica. Las personas vata son buenos artistas en todos los campos de la creatividad; también son buenos en la comunicación y generalmente, les gusta hablar o trabajar en el campo de la comunicación.

Son los más espontáneos y flexibles de todos los tipos lo que es una de sus cualidades. Les gusta viajar y cambiar. De hecho, el cambio les encanta y cambiarán cosas sólo por el hecho de hacerlo, aun cuando no sea práctico. También pueden ser muy intuitivos.

Estos tipos a menudo son intelectualmente brillantes, con una mente muy rápida, aunque generalmente su memoria no es muy buena. Están más preocupados por el futuro próximo que el futuro lejano. De los tres tipos son los no conformistas; pueden existir en los márgenes de la sociedad, aunque pueden ser muy sociables y agradables. Pueden ser malos líderes y aún peores seguidores; también pueden ser mundanos y disfrutar la convivencia aunque de una manera más bien superficial y con pocos amigos verdaderos.

Cuando este tipo se perturba o se desequilibra, sufre de preocupación, ansiedad, tensión nerviosa, colapso nervioso, miedo y depresión. Es el más sensible de todos los tipos por lo que sufre más de estrés y de problemas del sistema nervioso. Estos tipos son las más propensos a volverse perversos o trastornados; también es más fácil que se vuelvan adictos en comparación con los otros tipos. La adicción puede afectar a todos los tipos, pero es más común en el tipo vata ya que son los más sensibles y fácilmente pueden caer bajo el dominio emocional o físico -por una persona o sustancia.

Perfil psicológico de pitta

El tipo pitta es el más decidido y orientado a cumplir metas de todos los tipos. Rara vez realizan algo sin algún propósito, incluso para relajarse, o hacer deporte, de alguna manera tendrá una meta relacionada con la actividad. Mientras entender y ponerse metas es importante en la vida, estos tipos tienden a ser obsesivos con el proceso.

Generalmente, su motivación no es el dinero, pero sí el poder y el control. Un tipo pitta más desarrollado se orienta hacia el entender cosas y el conocimiento; es el más motivado de los tipos. Si no es posible a las personas pitta seguir una meta o un propósito en la vida se frustran o se vuelven infelices. Necesitan tener distracciones e intereses fuera de su profesión o existe el riesgo de ser consumidos por su trabajo.

Debido a que el principio pitta en la naturaleza controla la transformación de la materia, estos tipos son buenos en poner en marcha algún plan. Son buenos empresarios y generalmente les gustan los puestos de responsabilidad. En cualquier situación a estos tipos les atraen los puestos de responsabilidad y autoridad. Rara vez les satisface servir o atender a menos que respeten a la persona o sistema para el o la cual trabajan.

Cuando se perturban, pueden ser agresivos y controladores. Normalmente se frustran por situaciones que les pudieran provocar ira, irritabilidad o envidia. Son demasiado emotivos y no tienen problema con decir lo que sienten, incluso, a menudo no lo hacen de manera constructiva. A menudo tienden a explotar y después tienen que sanar la situación. El tipo pitta normalmente controla la relación en una pareja -a veces de manera pasiva-agresiva.

A veces se rodean de personas menos inteligentes y serviles para controlarlos y extender su ego. En los tipos pitta desarrollados esta misma cualidad los hace serviciales y humanitarios. Una persona pitta desarrollada es un buen maestro, líder y cooperativo, a menudo se encuentra en roles orientados hacia el servicio humanitario, como trabajadores sociales, trabajadores de confianza y médicos. Aún otros tipos pitta se enfrascarán en la búsqueda del conocimiento y entendimiento y en este sentido, pueden convertirse en buenos psiquiatras o psicoterapeutas.

Perfil psicológico de kapha

Psicológicamente estas personas se preocupan por la comodidad y la seguridad; es un interés que tiende a reflejarse en cada esfera de la vida. En el sentido positivo, hace que el tipo kapha cuida, alimenta y provee a aquellos que lo rodean. En el sentido negativo, la persona kapha se convierte en un tipo controlador y avaro que es incapaz de compartir un pedazo de pan con alguien más, a menos que se lo pague.

Estos dos extremos reflejan la necesidad básica o deseo de seguridad. Emocionalmente, también el amor es una forma de seguridad; por tanto, esta gente puede obsesionarse con la necesidad de ser amado lo que puede convertirse en una cualidad muy sentimental y romántica o en una cualidad neurótica y necesaria. Recuerda que todos tenemos los tres tipos de alguna forma y cada uno de nosotros tiene momentos cuando el romance domina nuestra mente. El tipo kapha es el que se preocupa más por las relaciones amorosas y por el amor en general. Puede pasar que, por condicionamiento familiar o social, se asuma un sentido de neurosis, pero refleja simplemente el lado negativo o más bajo de este tipo.

Una tendencia común con el tipo kapha es remplazar el amor por la comida; cuando una relación amorosa está ausente, la comida se vuelve exageradamente importante para el. La comida también es una forma simbólica de amor y es una forma muy concreta de seguridad. Suele suceder que la gente que se siente inferior o no amada sube mucho de peso para darse a notar ante los demás. Estos tipos también pueden comer exageradamente por el sentido de la necesidad, lo cual refleja un hambre de sentirse seguros, y ello en forma de comida. Como su metabolismo es el menos capaz de manejar cantidades excesivas de comida, a menudo engordan por esta tendencia psicológica.

Son fuertes y consistentes en sus esfuerzos, metas y relaciones y son buenos compañeros o empleados. Tienden a sentirse bien al estar cerca de sus familiares y amigos cercanos. No están muy abiertos al cambio en ninguna forma y les toma tiempo encariñarse con aquellos que no pertenecen a su grupo de amigos y familia. Sin embargo, a menudo tienen las relaciones más profundas de los tres tipos.

Mentalmente son un poco más lentos que los otros tipos, no menos inteligentes sino más lentos. Les gusta reflexionar sobre las cosas y pensar en ellas antes de dar una conclusión acerca de algo. No toman decisiones precipitadas, ni puede uno presionarlos. Generalmente, cuanto más se presiona a una persona kapha menos se moverá. Es mejor comunicarse con ellos a través del amor y el entendimiento. Puede ser necesario ser firme e incluso contundente con los tipos kapha para ayudarles a cambiar los malos hábitos o ayudarlos a cambiar; inclusive esto se debe hacer con amor o cuidado ya que pueden ser muy resistentes y tercos.

Resumen

El Ayurveda clásico señala que no importa su tipo constitucional, los hombres tenderán a tener más rasgos pitta y las mujeres tenderán a tener más rasgos kapha, este último siendo una generalidad que muestra el lado más femenino, generoso o receptivo de la naturaleza o el tipo kapha para las mujeres. Los hombres tienden a ser más agresivos y a tener metas más específicas, lo cual refleja el aspecto dinámico o la naturaleza del tipo pitta.

Durante el curso del día es normal que todos atraversamos emocionalmente por todos los tipos. Cada tipo refleja ciertos aspectos de la naturaleza humana; por lo tanto, tenderemos a presentarlos todos en algún momento del día o de la semana. Lo que se intenta establecer es qué parte de ellos domina en su naturaleza. Un ejemplo podría ser que durante el día arreglo a los niños para la escuela, les doy de comer, los visto y los llevo al camión. Todas estas son las emociones y acciones de los tipos kapha. Después voy a trabajar vendiendo zapatos y adentrándome a mis emociones y acciones pitta. Tal vez tenga una inspiración para vender más zapatos, lo cual refleja el lado creativo de la psicología de vata. Entonces vuelvo a regresar a casa con mi cónyuge y siento los tipos de emociones románticos y apasionados, las emociones kapha y pitta. Y justamente antes de dormir se me viene una inspiración para redecorar la sala, un tipo de inspiración vata.

También recuerda que cualquiera de los tipos puede ser positivo o negativo dependiendo de ti. Tú decides si quieres reflejar las cualidades más altas o bajas de cualquier tipo constitucional. Esto no se establece genéticamente. Si quieres ser un criminal o una persona humanitaria, depende de ti. Por la misma razón, si quieres comer bien o comer comida basura, también tú lo decides. Cualquiera que sea tu constitución aún tienes la habilidad de formar y controlar tu vida, sólo que ahora serás capaz de trabajar con tu naturaleza -cualquiera que ésta sea- y no ir en contra de ella.

Vaidya Atreya Smith

3

CUESTIONARIO

El diagnóstico ayurvédico se trata primariamente del manejo de los tres doshas. Por lo tanto, todos los métodos diagnósticos consideran la armonía o la agravación del cuerpo en términos del exceso o reducción de los tres doshas, de modo que se ve a cada persona como un individuo, no como un promedio estadístico. La constitución de cada persona es única, sobre todo cuando se combina con la constitución mental, lo que hace que se considere al ser sicosomático único como un individuo.

Nótese que existen dos tipos de diagnóstico:
- la determinación de la constitución o dosha de nacimiento de la persona
- la determinación del estado temporal o de malestar / enfermedad de la persona.

Cada uno de los dos tipos representa un enfoque distinto en el Ayurveda. El primero trata de la constitución o dosha de por vida, que se denomina *prakriti*, el cual corresponde a uno de los siete tipos ayurvédicos – fata, pitta, kapha, VP, VK, KP, o VPK. El segundo tipo corresponde a cualquier estado transitorio y de desequilibrio o enfermedad que domine la constitución natal. A eso se le denomina *vikriti* en Ayurveda; se puede tratar de un sencillo resfriado común o algo muy serio como un cáncer.

Léase el siguiente cuestionario y escoja la letra "V" - vata, "P" -

pitta o "K" - kapha para cada categoría, escribiendo nada más una por categoría; no se pueden elegir dos letras. Para cada respuesta hay dos columnas, sus tendencias de por vida o *Prakriti* y sus tendencias actuales o *Vikriti*, lo que indica que hay dos respuestas para cada categoría, una respuesta para "de por vida" y otra para "actual". Por ejemplo, bajo la categoría "Peso corporal", tal vez contestara "P" en la columna "de por vida" y "K" en la columna "actual" si de repente hubiera empezado a tomar peso en los últimos dos o tres años.

CATEGORÍA	De por vida	Actual
ESTATURA CORPORAL		
V - alto o bajo, delgado, desarrollo físico pobre		
P - estatura media, desarrollo físico mediano		
K - robusto, rechoncho, desarrollo físico corpulento		
PESO CORPORAL		
V - ligero, difícilmente me mantengo el peso		
P - peso medio		
K - peso mucho, gano peso con facilidad		
TEXTURA DE LA PIEL		
V- seca, áspera o agrietada, venas prominentes		
P - húmeda, rosa, pecas		
K - blanca, húmeda, suave		
TEMPERATURA DE LA PIEL		
V - fría		
P - caliente		
K - fresca		
CUALIDAD DEL PELO		
V- grueso, seco, extremidades hendidas		
P - fino, blando, encanezco o me estoy quedando calvo		
K - abundante, grasoso, grueso, brillante		
FORMA DE LA CARA		
V - pequeña, delgada, larga		
P - de tamaño medio, oval		
K - grande, redondo, gorda		
DIENTES		
V - a menudo irregulares		
P - de tamaño medio		
K. grandes, regulares		

ENCÍAS		
V - oscuras, que retroceden		
P - rojas, se sangran fácilmente		
K - blandas, rosas		
ANCHO DE LA LENGUA		
V - más angosta que los dientes, larga y delgada		
P - mismo ancho que los dientes, parte delantera de forma oval		
K - más ancho que los dientes, gruesa, parte delantera redonda		
CUALIDAD DE LAS MANOS		
V - finas, secas, frías, dedos largos		
P - simétricas, rosas, calientes		
K - grandes, dedos gruesos y cortos		
UÑAS		
V - delgadas, ásperas, hendidas, agrietadas, que tiran a oscuro		
P - fuertes, que tiran a rosa		
K - gruesas, lisas, blancas		
FUERZA DIGESTIVA		
V - variable o débil, a menudo tengo alergias		
P - fuerte, capaz de digerir casi todo		
K - media o lenta pero constante		
MOLESTIAS DIGESTIVAS		
V - gas intestinal		
P - acidez o ardor		
K - sensación de hinchado o pesadez, nausea		
PREFERENCIAS ALIMENTICIAS		
V - seco, dulce o salado, chatarra curruscante/crujiente		
P - sazonado con especias, salado, picante		
K - dulce, cremoso, frío		
HÁBITOS ALIMENTICIOS		
V - como mucho de un tirón, me tomo los tentempiés, se me olvida comer		
P - me gustan comidas regulares y abundantes		
K - como constantemente, como excesivamente con frecuencia		
SENSIBILIDADES ALIMENTICIAS		
V - frijoles en general, familia de la col		

P - cebollas, jitomates, alimentos fritos K - lácteos, la sal		
ORINAS		
V - dos a cuatro veces al día		
P - cuatro a seis veces al día		
K - tres a cinco veces al día		
HECES		
V - secas, duras, difícil o con dolor, gas, tiendo hacia el estreñimiento P - abundantes, sueltas, a veces amarillentos, tiendo hacia la diarrea K - moderadas, sólidas, a veces de color pálido o con mucosidad		
SUDOR Y OLOR DEL CUERPO		
V - poco sudor y sin olor P - abundante, caliente, olor fuerte K - moderado, olor neutro		
CIRCULACIÓN SANGUÍNEA		
V - lenta, variable, manos y pies fríos P - buena, manos y pies calientes K. lenta pero constante, manos y pies frescos		
APETITO		
V - variable, errático P - muy bueno K - constante		
FUERZA Y RESISTENCIA		
V - poca resistencia, empiezo y me detengo P - nivel medio de resistencia K - muy buena resistencia, lento en empezar		
RESISTENCIA A LAS ENFERMEDADES		
V - baja, variable, sistema inmunológico débil P - mediana, susceptible a las infecciones K - buena, consistente, sistema inmunológico fuerte		
TENDENCIA A ENFERMARSE		
V - enfermedades del sistema nervioso, dolor, trastornos mentales, trastornos alimenticios, artritis P - enfermedades febriles, úlceras, infecciones, enfermedades inflamatorias, ataques al corazón K - enfermedades del sistema respiratorio, mucosidad, edema, obesidad, tumores benignos		

ACTIVIDADES		
V - veloz, rápido, errático, hiperactivo P - motivado, decidido, busco objetivos K - lento, constante, metódico		
SENSIBILIDAD AL AMBIENTE		
V - no me gusta el frío, el viento; sensibilidad al seco; me gusta el calor P - no me gusta el calor ni estar bajo el sol, me gusta la frescura K - no me gusta el frío ni la humedad; me gusta el viento y el sol		
HÁBITOS DEL HABLAR		
V - rápido, hablador, contradictorio, errático P - moderado, argumentativo, convincente K - lento, conciso, no muy hablador		
NATURALEZA MENTAL		
V - rápido, adaptable, indeciso, impulsivo P - me baso en los hechos, penetrante, crítico K - lento, constante		
REACCIÓN EMOCIONAL		
V - rápida, pero me recupero pronto P - caliente, irritado o defensivo, resentimiento K - lento, pero me irrito durante largo rato		
TENDENCIAS EMOCIONALES		
V - ansioso, temeroso, nervioso, me preocupo P - frustrado, irritable, enojado, dominante K - tranquilo, apegado, avaro, sentimental		
RELACIONES SOCIALES		
V - me relaciono fácilmente, puedo ser superficial P - me relaciono bien, puedo ser dominante K - me relaciono con dificultad		
RELACIONES MENTALES CON OBJETOS		
V - no muy importantes, erráticas P - importante entender, decidido K - importante tener o poseer, práctico		
RELACIÓN CON EL DINERO		
V - no muy importante P - útil para ganar control o respecto K - muy importante		
RELACIÓN CON EL GASTAR DINERO		
V - gasto dinero fácilmente		

P - gasto dinero con un objeto en mente K - gasto dinero con dificultad		
AMIGOS		
V - tengo muchos, pero no íntimos P - tengo relaciones muy cercanos K - tengo pocos, pero muy íntimos		
RELACIONES AMOROSAS		
V - tiendo a tener muchas, erráticas P - tiendo a estar en pareja/casarme por posición o imagen K - una sola pareja, muy fiel		
TENDENCIAS NEURÓTICAS		
V - histeria, ataques de ansiedad, depresión P - cólera extrema, rabia, rabietas K - pesar, insensibilidad, depresivo, aflicción		
OBJETIVOS DE POR VIDA		
V - se cambian con frecuencia, no tan importantes P - determinados, muy importantes K - establecidos de por vida con mucha antelación		
SUEÑO		
V - ligero, tiendo hacia el insomnio, agitado P - moderado, tal vez me despierte pero vuelvo a dormir K - profundo, dificultad en despertarme por la mañana		
TOTAL	v / p / k	v / p / k
Mi constitución predominante de por vida		
Mi constitución predominante actual		

Una vez completado el cuestionario, sume las "V", "P" y "K" y el dosha que tiene el total más grande será su constitución de por vida y su desequilibrio o constitución actual. Si los totales de dos doshas se acercan mucho, puede considerarse un tipo mixto o dual. Por ejemplo, si fuera un tanteo de V-14, P-12, y K-5, indicaría un tipo mixto o dual VP. Generalmente, un rango de plus o menos 4 puntos significa una persona tipo dual. ¡Buena suerte!

4

DIGESTIÓN Y ASIMILACIÓN DE LOS ALIMENTOS

La base de la nutrición ayurvédica es comer una variedad de alimentos frescos e integrales que estén lo más cercano posible a su estado natural. Poca gente, expertos o no, está en desacuerdo acerca de los beneficios generales de tal dieta. Entonces, ¿cuál es el propósito y necesidad de un programa constitucional e individual de nutrición?

El propósito principal de una dieta constitucional es que se adapte al metabolismo individual, y no a un porcentaje subjetivo. De acuerdo a este último, si lo superas o estás por debajo del promedio estarás en problemas. La mayoría de la gente estará por encima o por debajo del nivel promedio; de hecho, sólo entre el 5 y 10% de las personas está en el nivel promedio.

El sistema ayurvédico no utiliza el modelo de la nutrición moderna basado en los micronutrientes; en el Ayurveda no usamos vitaminas, minerales u otros micro-nutrientes. *Este sistema no está en oposición al modelo de micronutrientes*; sólo lo ve como un enfoque angosto, limitado y potencialmente peligroso. La razón por la cual el Ayurveda lo percibe así es porque el cuerpo funciona como una unidad y los diferentes sistemas del cuerpo coinciden parcialmente respecto a sus funciones y relaciones. Desde el punto de vista ayurvédico, el intento de entender las necesidades de un aspecto del cuerpo, o sistema del cuerpo, no toma en cuenta las demás relaciones que tiene ese sistema con una amplia gama de otras funciones y sistemas.

La mayoría de la gente asume que sabemos lo que contienen nuestros alimentos en cuanto a sus componentes. Esto simplemente no es verdad, no conocemos todos los componentes de los alimentos integrales. Por lo tanto, si se empiezan a aislar los químicos conocidos y utilizarlos en cantidades más grandes que las que están en los alimentos, se corre el riesgo desconocido de eliminar nutrientes necesarios que no son, hasta el momento, conocidos.

Por esta razón, el punto de vista ayurvédico no concuerda con un modelo aislado o de micronutrientes en cuanto a la nutrición; prefiere utilizar los alimentos integrales que complementen las capacidades metabólicas y digestivas y un modelo constitucional es el que las determina. Una vez que conoces tu constitución puedes ajustar la dieta dentro de los límites de tu tipo; el resultado es una dieta altamente individualizada y a la larga muy segura. Para todos aquellos que creen en las vitaminas y en los suplementos, tienen que saber que el Ayurveda no está en contra del uso de ellos. No obstante, el concepto del Ayurveda acerca de los suplementos es diferente y como lo son también las sustancias que se utilizan en los suplementos nutricionales.

Podemos entender la nutrición constitucional de acuerdo a los siguientes pasos:

1. entendimiento de tu naturaleza constitucional o metabólica
2. reconocimiento de tu capacidad digestiva
3. reconocimiento de tu capacidad de asimilar nutrientes
4. reconocimiento de las señales cuando no estás del todo digiriendo y asimilando lo que comes.

Antes de conocer las posibilidades alimenticias o las cualidades de los alimentos, los pasos anteriores deben ser entendidos e integrados en tu vida diaria. Esos cuatro pasos forman la base de una buena nutrición, ya que se tratan de lo que normalmente digiere y usa tu cuerpo. La nutrición moderna en general no se preocupa por estos cuatro pasos y tu habilidad de realmente utilizar los nutrientes que consumes.

La gente equivocadamente asume que cualquier cosa que consuma será utilizada por el cuerpo de alguna manera benéfica, lo que no es verdad. La digestión y la asimilación de nutrientes dependen de la función de las enzimas. En el Ayurveda el concepto de la función de las enzimas es el factor más importante para la nutrición. La palabra sánscrita para 'enzima' es agni -que literalmente significa "fuego" o algo que transforma una cosa en otra.

¿Qué son las enzimas? Son proteínas especiales en el cuerpo que se unen con otras partículas con el propósito de transformarlas en algo más. Las enzimas aceleran los procesos biológicos en el cuerpo por lo cual la mayor parte de ellas tienen acciones y funciones específicas. Ayudan a transformar los nutrientes en el cuerpo sin ser alterados o aprovechados en el proceso. Se involucran en todos los procesos digestivos y celulares. Sin embargo, son bastante sensibles y pueden dejar de funcionar por exceso de acidez o alcalinidad (pH.) en el cuerpo. Por lo tanto, si tu digestión es demasiado ácida o alcalina, la función de las enzimas será retardada o incluso dejará de funcionar.

Las enzimas se están convirtiendo en un campo de mayor estudio en el mundo bioquímico. Se están fabricando muchos medicamentos ya sea para inhibir o acelerar la producción de diferentes enzimas en el proceso digestivo, normalmente el hígado. No se hizo caso de la función de las enzimas durante muchos años en la ciencia moderna y la nutrición, pero su posible uso como medicamento ha hecho que surjan los fondos para su investigación industrial. Las enzimas digestivas son la clave no sólo para la correcta asimilación de nutrientes, sino también para la salud en general.

El concepto de *agni* (enzimas) en el Ayurveda está bien definido. Existen trece diferentes grupos de agni; los más importantes para la digestión básica son los cinco agni elementales en el hígado y el agni primario en el duodeno. Incluso, también existe un grupo completo de agni celulares que funcionan en diferentes tipos de tejidos en el cuerpo; son siete los grupos de estos agni de los tejidos.

La importancia de la función de la enzima primaria en el intestino delgado no se puede exagerar. Si son afectadas las enzimas del duodeno o hígado causan un efecto dominó, el cual suprime la capacidad para digerir la mayoría de los alimentos. El Ayurveda establece que si esta función de las enzimas es fuerte, entonces la persona tendrá buena salud porque será capaz de asimilar los alimentos que consume aún si estos son de poca calidad.

La nutrición ayurvédica comienza por evaluar el estado de la función de las enzimas en el cuerpo. Se entiende que cada persona constitucionalmente tiene una fuerza frente a la función de las enzimas. Conocer tu constitución te ayuda a entender tu capacidad para digerir y asimilar los alimentos. El concepto es que heredas tu capacidad básica de tus padres en la forma de la complexión metabólica genética. Tu constitución es, entre otras cosas, una reflexión de esta capacidad de las enzimas para transformar no sólo los nutrientes, sino también todo lo que entre a tu cuerpo.

Dosha	Agni o la función de las enzimas
vata	Variable / irregular
pitta	Fuerte / alto
kapha	Bajo / constante

La tabla de arriba muestra el estado tradicional de agni con relación a los doshas. La siguiente tabla muestra el estado de agni para los siete tipos constitucionales tanto en el estado saludable como en el estado alterado.

La idea de agni es que es una reflexión directa de las funciones del metabolismo. Esto significa que, si tu agni es bajo, tu metabolismo está funcionando en un nivel reducido en comparación con el estado saludable. Se comprueba que todas las constituciones tienen un agni balanceado si están saludables y todas tienen problemas si no lo están.

Constitución	Estado saludable	Estado alterado
vata	Balanceado	Variable
Pïtta	Balanceado	Alto
kapha	Balanceado	Bajo
vata / pitta	Balanceado	Variable o alto
vata / kapha	Balanceado	Variable o bajo
pitta / kapha	Balanceado	Alto o bajo
vata / pitta / kapha	Balanceado	Variable o alto o bajo

Resulta muy interesante que la ciencia moderna haya llegado a entender que nacemos con muy pocas enzimas básicas. Se ha encontrado que la mayor parte de nuestras enzimas digestivas aparecen entre los primeros seis y doce meses de la vida de un bebé, en la leche materna y al consumir los primeros alimentos. De esta forma, se ha demostrado que la población de enzimas cambia de acuerdo a la cultura y la comida, mientras la genética y la madre se las transmitan. Sólo un pequeño porcentaje de enzimas se adquieren con el tiempo conforme va creciendo y consumiendo el niño diferentes alimentos (cerca del 10%).

Se señala además que los alimentos altamente procesados o estériles producen pocas o nada de enzimas en los niños. En contraste, se ha demostrado que los alimentos integrales continúan ayudando a los niños a desarrollar las enzimas digestivas hasta la edad adulta. También se debería mencionar que la mayoría de las alergias provocadas por la comida provienen de la falta de enzimas. A menudo la fuente del bajo nivel de enzimas proviene de amamantar a los bebés por un periodo de tiempo demasiado corto, incluso, un embarazo de riesgo puede reducir las enzimas transmitidas al niño que se está formando.

Un alto porcentaje de la población sufre de una mala asimilación de nutrientes, llamado el 'síndrome de la mala absorción', lo que resulta de una mala digestión. Si la asimilación se entorpece, entonces todas las etapas previas a la digestión van a funcionar mal o incorrectamente. Cuando el cuerpo no es capaz de usar y asimilar lo que consume, entonces tiene que intentar de eliminar la comida mal digerida de alguna u otra manera. La mayoría de los alimentos mal digeridos o no usados son eliminados por el cuerpo por los intestinos.

Desafortunadamente, si esto se vuelve un hábito, los alimentos mal digeridos comienzan a acumularse con el tiempo en las vías intestinales y se pudren. Los alimentos que se están pudriendo en las vías intestinales agravan el sistema inmunológico y órganos digestivos. Esta es una de las principales causas de las enfermedades degenerativas en el mundo desarrollado. En el Ayurveda la acumulación de alimentos mal digerida está directamente relacionado con el estado del funcionamiento de las enzimas, si una es alta la otra es baja. Esto se trata a fondo en la unidad tres de este curso.

Existen cuatro pasos primarios para detener o corregir la mala digestión y asimilación. Primero, entiende tu propio metabolismo o constitución. ¿Funciona irregularmente, rápido o lento (vata, pitta o kapha)? Segundo, empieza a entender tu capacidad individual para los alimentos, lo que se refiere al tipo y cantidades de comida que consumes. También se refiere a que comas alimentos de acuerdo a tu constitución, lo cual normalmente te mantendrá saludable. El tipo y la cantidad de comida necesitan ajustarse de acuerdo al estado de agni o niveles de las enzimas.

Tercero, intenta entender si tu cuerpo está digiriendo todo lo que comes, lo que refleja el estado actual de agni y su capacidad para procesar todo. Normalmente la gente sólo asimila entre el 70 y 80% de lo que consume debido al mal funcionamiento de las enzimas. En muchos casos la gente asimila menos del 50%. Cuando baja el nivel de asimilación, también bajan los niveles de energía. Este es un factor clave detrás del aumento del síndrome de la fatiga crónica, la baja vitalidad e incluso, las enfermedades autoinmunológicas.

El cuarto factor es aprender a reconocer las señales de una buena digestión de manera que puedas en primer lugar, prevenir que tu sistema digestivo sufra trastornos. Aún un poco de prevención puede rescatar tu salud; por tanto, aprende a ver lo que sucede con la digestión y corrige el problema.

A continuación una lista de hierbas y especias benéficas para ayudar a la función de las enzimas (Agni) de acuerdo a la constitución:

Especias benéficas para el tipo vata
- cardamomo
- hinojo
- comino
- asafétida

Especias benéficas para el tipo pitta
- comino
- hinojo
- cilantro

Especias benéficas para el tipo kapha:
- jengibre
- pimienta negra
- alholva
- comino

5

DEL TIEMPO Y EL ESTILO DE VIDA

El Ayurveda se basa en una visión integrada del universo, debido al cual, como entender la nutrición no va separado del estilo de vida del individuo. La interrelación del ser humano con su medio ambiente es lo importante.

Una tal falta de entendimiento del ser humano, da como resultado un enfoque divisional o mecánico en la nutrición. Ver la nutrición simplemente como proteínas, carbohidratos, vitaminas, minerales y otros micronutrientes está destinado a fracasar en el aspecto más importante, el de la relación e interacción del cuerpo humano con su medio ambiente.

Ahora, la palabra 'medio ambiente' necesita algunas aclaraciones. Desde el punto de vista ayurvédico 'medio ambiente' significa todo lo que te rodea en el sentido físico y todo con lo que estás comprometido privada y profesionalmente. También significa la manera en que interactuamos con el movimiento del tiempo lo que incluye el movimiento de las estaciones y los ciclos diarios del tiempo, inclusive comer los alimentos correctos en un tiempo equivocado traerá problemas. A veces comer los alimentos equivocados en el tiempo adecuado, te dará menos problemas que comer la comida correcta en el tiempo equivocado.

En esencia, de acuerdo al Ayurveda, la palabra 'medio ambiente' es la vida entera, tanto interna como externa y su relación con el tiempo. El efecto de todo el medio ambiente en los humanos es un campo poco estudiado en la nutrición moderna y ampliamente estudiado y meticulosamente documentado en el Ayurveda. De acuerdo a los preceptos de la medicina Ayurveda es absolutamente necesario que cada persona integre un estilo de vida de apoyo y apropiado para su medio ambiente y su consumo nutricional, lo que tiene que seguir tanto a las estaciones como a los ciclos de tiempo diario. Descuidar este precepto definitivamente reducirá más el efecto de cualquier tratamiento natural comenzado y en algunos casos puede causar el fracaso del tratamiento.

Tomando en cuenta el medio ambiente y el estilo de vida apropiado para ello, podemos, por conveniencia, considerar varias categorías, las cuales son:

- el clima
- estación del año
- hábitos diarios

En la lista de arriba podemos ver que la mayoría de los aspectos de la vida pueden incluirse en una de las categorías. Obviamente, la vida no está dividida de tal manera y lo hacemos simplemente para explicar que los diferentes aspectos son igualmente importantes para la digestión, asimilación y eliminación de nuestro consumo nutricional.

Clima y estaciones del año

Tradicionalmente una persona sólo comería los alimentos que se producían en su localidad. Sin embargo, vivimos en una época en que las cosas no están tan claramente definidas como en las culturas más tradicionales del pasado. Por lo tanto, tenemos que examinar detalladamente este punto tradicional del Ayurveda y ver la manera en que podemos comer naranjas en Zurich y manzanas en Barcelona; ambas son elecciones de alimentos no naturales de acuerdo con las condiciones de crecimiento climáticas.

Primero, vamos a aclarar que el mejor enfoque es siempre comer los alimentos que se dan en tu localidad debido a que serán los que son los más adaptados a las necesidades de tu cuerpo en relación con el medio ambiente. Éste es un precepto básico que existe en muchas formas de la nutrición.

La regla básica que se puede seguir es sólo comer alimentos cuando son de temporada. Por ejemplo, si vives en Zurich y te gusta comer naranjas, de acuerdo al sistema ayurvédico, sólo deberías comerlas en los meses de verano cuando las naranjas estarían maduras, no en los meses fríos del invierno cuando la naturaleza dulce, ácida y refrescante de las naranjas perturbará a la mayor parte de las personas. Otro ejemplo es comer kiwis, una fruta semitropical, en invierno lo cual es difícilmente la mejor opción cuando hay un metro de nieve afuera.

El hombre moderno ha intentado alejarse y protegerse del clima y de las estaciones en que vive. Han existido muchas dietas populares en los últimos años que hablan de nuestros patrones alimentarios genéticos. Hablan de cómo nuestros cromosomas sólo ayudan a la digestión de cierto tipo de alimentos; incluso que ciertos tipos de personas coman ciertos tipos de alimentos basados en características hereditarias o el tipo de sangre. Lo que ninguno (que yo sepa) de estos sistemas nota, es que durante todo el tiempo que el ser humano ha habitado el planeta ha consumido alimentos que crecen en estaciones de su zona climática. Aparte de los alimentos refinados, preservativos químicos y la ingeniería genética de los alimentos, probablemente no existe una desviación más grande de los patrones de nuestros antepasados que comer piñas en Berna en pleno invierno.

Parece que pocas personas se dan cuenta que esta es una causa mayor de enfermedades hoy en día, especialmente enfermedades degenerativas crónicas. Desde un punto de vista bioquímico esto puede verse como comer un alimento que no se puede digerir debido a la falta de las enzimas necesarias. Se notó anteriormente en el curso que el cuerpo puede producir enzimas lentamente a lo largo de muchas generaciones para digerirlo casi todo, pero, cabe decir que en los últimos 30 años se ha visto un enorme incremento de comida anteriormente desconocido en sus lugares de consumo.

Si no es posible consumir alimentos de tu localidad debido a las presiones sociales o estilos de vida, entonces por lo menos trata de comer alimentos en las temporadas correspondientes. Esto no significa que no puedas comer una naranja una vez al mes o una vez a la semana. Significa que tu consumo diario de alimentos debe provenir de tu clima local y comerse en su temporada de cosecha.

Obviamente la gente que vive en Marsella y Ámsterdam va a seguir diferentes dietas. La mayoría de la gente que practica el Ayurveda hoy en día no está haciendo ajustes de acuerdo con los climas en donde viven; mira ciegamente las listas de alimentos y, percatándose que una toronja es buena para su constitución, la come, sin ninguna consideración por el clima o estación del año. Esto está en conflicto con el estilo de vida como un apoyo nutricional y los preceptos ayurvédicos. Si sigues en la medida de lo posible el precepto ayurvédico de comer los alimentos en tu temporada de cosecha, evitarás crear conflictos entre tú y tu ambiente que después dañarán tu agni y función de las enzimas.

Los doshas controlan las estaciones y deberíamos ajustar nuestras dietas de acuerdo con el movimiento natural de las fuerzas biológicas. La siguiente tabla nos indica las estaciones que controla cada dosha.

Dosha	Estación del año			
vata	Otoño	Invierno temprano	*	*
kapha	*	Invierno tardío	Primavera temprano	*
pitta	*	*	Primavera tardía	Verano

Esto también se puede ver con los meses del año:

Dosha	Estación del año – hemisferio del norte
vata	15 de septiembre al 31 de diciembre
kapha	1 de enero al 15 de abril
pitta	15 de abril al 15 de septiembre

Dosha	Estación del año – hemisferio del sur
vata	15 de marzo al 30 de junio
kapha	1 de julio al 15 de octubre
pitta	15 de abril al 15 de septiembre

De acuerdo al Ayurveda deberíamos comer alimentos que balanceen el dosha que controla la época del año en la que estamos. Por ejemplo, en el hemisferio norte, en noviembre, deberíamos comer alimentos que balanceen el vata porque éste controla esa estación.

Aquí están las épocas del año para comer una dieta asociada con cada dosha por los dos hemisferios. Si tu clima o localidad es diferente a estas directrices puede cambiar un poco. También hay bastante diferencia entre Berlín y Madrid, por lo que debe darse cuenta que se podría necesitar algún ajuste a la tabla.

Mes - h. norte	Mes - h. sur	Vata	pitta	kapha
Enero	Julio	*	*	Dieta kapha
Febrero	Agosto	*	*	Dieta kapha
Marzo	Septiembre	*	*	Dieta kapha
Abril	Octubre	*	Dieta pitta	Dieta kapha
Mayo	Noviembre	*	Dieta pitta	*
Junio	Diciembre	*	Dieta pitta	*
Julio	Enero	*	Dieta pitta	*
Agosto	Febrero	Dieta vata	Dieta pitta	*
Septiembre	Marzo	Dieta vata	*	*
Octubre	Abril	Dieta vata	*	*
Noviembre	Mayo	Dieta vata	*	*
Diciembre	Junio	Dieta vata	*	Dieta kapha

Ritmos diarios del tiempo

Se puede reducir el concepto de nuestro estilo de vida a nuestros hábitos diarios, así que, esta sección va a formar la base del asesoramiento ayurvédico acerca del estilo de vida para todos los mayores tipos constitucionales. Cada tipo será enlistado y explicado apropiadamente. El propósito de esta información es aclarar el tipo de vida que ayudará a la digestión y la eliminación de los alimentos que consumes. Los consejos cambian para cada persona y se debería intentar seguirlo de cerca. A menudo se aconseja cambiar este aspecto de tu vida *antes de cambiar la propia comida* que ingieres.

Es enorme el poder de tus hábitos diarios que tienen el gran poder de ayudarte o dañarte. Cabe enfatizar que está bien si se come o hace algo en algún momento y que así haciendo, no se convierte en un hábito diario. El Ayurveda no es fanático o reaccionario, pero más bien identifica aquellas cosas que son potencialmente perjudiciales para nuestro metabolismo y nos aconseja evitarlos cuando sea posible. El Ayurveda se basa en el entendimiento de las acciones interrelacionadas de las substancias que funcionan juntas. No es moralista o fanático pero sí, ofrece una metodología práctica para alcanzar una buena salud.

Para entender mejor la información sobre nuestros hábitos diarios, es de gran ayuda saber a qué horas del día los tres principios predominan en la naturaleza. Observa que en la tabla de abajo se puede ver que el principio kapha domina por la mañana temprano después de la salida del sol. (Nota: estas cifras son promedios que deberían ajustarse a tu región ya que toman como punto de referencia el punto máximo de la trayectoria solar como la mitad del periodo pitta; quiere decir, el mediodía y la medianoche). Esto significa que los alimentos que perturban al tipo de persona kapha perjudicarán más en la mañana, por lo que es mejor para el tipo kapha no desayunar.

Dosha	Día	Noche
kapha	de 7 a 11 de la mañana	de 7 a 11 de la noche
pitta	de 11 de la mañana a 3 de la tarde	de 11 de la noche a 3 de la mañana
vata	de 3 de la tarde a 7 de la noche	de 3 a 7 de la mañana

Las siguientes tablas nos dan las horas apropiadas para comer y hacer otras actividades que son normales durante el día y la semana. Las horas dadas son importantes y todos deben seguirlas.

Régimen diario para el tipo vata

El régimen diario para el tipo vata es básicamente ligero por naturaleza ya que la persona vata es la más sensible física y mentalmente; tiene menos restricciones en alimentos y actividades. La regla primaria para el tipo vata es tener regularidad en el horario diario. El vata tiende a ser un poco irregular en cuanto a la comida, el dormir y a la mayor parte de las actividades diarias. Por lo tanto, trayendo regularidad a sus vidas, el tipo vata puede prevenir trastornos metabólicos que surgen de los hábitos irregulares. Normalmente este es un problema difícil para los tipos vata.

Debería determinarse qué régimen diario representa horas óptimas, aunque existan otras opciones. Por ejemplo, tengo varios pacientes artistas que por su trabajo necesitan 'vivir de noche' y a estos tipos de gente los invito a establecer un horario regular de acuerdo con su situación personal. Si el horario es regular entonces el cuerpo puede ajustarse lentamente a él. Sin embargo, si no hay uno regular para comer y para dormir, el cuerpo permanece en un limbo perpetuo que no sostiene el funcionamiento normal del metabolismo. Tampoco se deberían aplicar las reglas de manera demasiado estricta; sales de vez en cuando tarde por la noche si lo deseas.

Este tipo puede comer frecuentemente en pequeñas cantidades. También se le permite descansar en las tardes si está muy fatigado; normalmente en el día pueden descansar únicamente los muy jóvenes, los viejos o los enfermos. Sin embargo, algunos tipos vata necesitarán más descanso. El tipo vata necesita ejercicios ligeros que no sean fatigantes como el baile, el yoga y el Tai Chi. El masaje es muy importante para mantener la salud del tipo vata tanto como dormir lo suficiente por las noches. Por seguir las sugerencias abajo su puede prevenir las enfermedades y apoyar al sistema digestivo normal.

Comidas	7 - 8.00 a.m.	11.00.a.m.	12 -1.00 p.m.	4.00 p.m.	6.30 - 7.30 p.m.
Desayuno	moderado				
Refrigerio		si necesario			
Comida			moderada		
Refrigerio				ligero	
Cena					moderada

Actividad	6 - 7.00 a.m.	8 a.m. - 6.00 p.m.	3 - 4.00 p.m.	8 - 10.00 p.m.	10 - 11.00 p.m.
Hora de despertarse	al amanecer				
Hora de bañarse	agua caliente				
Meditación	30 minutos				
Ejercicio		ligero			
Trabajo		Creativo; evita el estrés			
Descanso / siesta			si necesario		
Masaje				diario en los pies; x2 por semana en el cuerpo	
Sexo				1-2 veces a la semana	
Hora de acostarse					10-11.00 p.m.
Horas de sueño					8-9 horas

Régimen diario para el tipo pitta

Una de las cosas principales para el tipo pitta es no trabajar demasiado o excederse en actividades personales o profesionales. El tipo pitta es el que tiene las metas más específicas de todos los tipos por lo que tiende a proponerse retos de algún tipo u otro. No empujarse a los límites en las actividades diarias es un aspecto importante para balancear un tipo pitta.

El tipo pitta necesita sus tres comidas al día, pero también necesita evitar comer demasiado o comer muchos alimentos fritos o con mucha grasa ya que podrían hacer que aumente de peso. Tomarse unos minutos en la mañana para él es muy importante y alguna actividad como la meditación, rezar o sentarse tranquilamente antes de empezar las actividades diarias previene que el metabolismo no se desequilibre. El evitar la frustración y los momentos de ira es una parte importante del cuidado diario ya que estas emociones fuertes perturban al tipo pitta fácilmente. El calmarse tanto mental como físicamente (por ejemplo con un baño de agua tibia) es importante. No te excedas emocional o físicamente, mejor busca una solución al problema y resuélvelo.

Los ejercicios muy competitivos y que requieren de mucha fuerza deben evitarse (al menos que sean parte de tu profesión -en tal caso tu trabajo te queda perfectamente). Debido a que el tipo pitta puro tiene el potencial para trabajar demasiado o hacer demasiado ejercicio, debería evitarlo en su tiempo libre o en sus pasatiempos. De hecho los pasatiempos son una importante forma de balancear al tipo pitta ya que necesita estar activo y mantenerse interesado en algún asunto.

Comidas	7 - 8.00 a.m.	11.00.a.m.	12 -1.00 p.m.	4.00 p.m.	6.30 - 7.30 p.m.
Desayuno	bueno				
Refrigerio		no			
Comida			buena		
Refrigerio				no	
Cena					moderada

Actividad	6 - 7.00 a.m.	8 a.m. - 6.00 p.m.	3 - 4.00 p.m.	8 - 10.00 p.m.	11 p.m. - 12.00 a.m.
Hora de despertarse	6-7.00 a.m.				
Hora de bañarse	agua tibia				
Meditación	30 minutos				
Ejercicio		moderado			
Trabajo		responsable; dinámico			
Descanso / siesta			no		
Masaje				Semanalmente, en todo el cuerpo	
Sexo				2 - 3 veces por semana	
Hora de acostarse					11.00 p.m.
Horas de sueño					7-8 horas

Régimen diario para el tipo kapha

El tipo kapha necesita las formas más fuertes de las actividades diarias, sin embargo, normalmente son los que buscan al máximo la comodidad y el placer. Una cierta cantidad de disciplina y 'vivir sin comodidades' es necesaria para mantener al tipo kapha en balance y en su peso. Estas personas son las que más fácilmente suben de peso y por lo tanto necesitan ser más estrictos con lo que comen y toman. Les es muy importante poner atención a los horarios de las comidas. Casi siempre es buena idea no desayunar ya que en la mañana temprano no es buena hora para empezar a digerir alimentos para el lento tipo kapha.

Estas personas necesitan en la vida dormir menos y hacer

actividades más intensas. El caminar 30 minutos al día es un buen comienzo, pero no lo suficientemente fuerte para que el tipo kapha mantenga un metabolismo saludable. El ejercicio energético, activo y exigente es necesario para este tipo, como correr, aeróbicos, deportes de competencia, tenis y cualquier cosa que haga que uno empiece a sudar y continúe sudando por mucho tiempo.

Comidas	7 - 8.00 a.m.	11.00.a.m.	12 -1.00 p.m.	4.00 p.m.	6.30 - 7.30 p.m.
Desayuno	no				
Refrigerio		fruta			
Comida			moderada		
Refrigerio				no	
Cena					ligera

Actividad	6 - 7.00 a.m.	8 a.m. - 6.00 p.m.	3 - 4.00 p.m.	8 - 10.00 p.m.	11 p.m. - 12.00 a.m.
Hora de despertarse	al amanecer				
Hora de bañarse	agua caliente				
Meditación	30 minutos				
Ejercicio		intenso			
Trabajo		en la gestión; con gente			
Descanso / siesta			no		
Masaje				2x por mes al todo el cuerpo	
Sexo				2-4 veces por semana	
Hora de acostarse					11– 12.00

				p.m.
Horas de sueño				6-7 horas

Régimen diario para el tipo vata / pitta

El tipo vata / pitta es una mezcla y por lo tanto necesita en su vida tanto del vata como del pitta. Lo que uno más necesita tendrá que decidirse a través de la práctica y consultando con un practicante ayurvédico. Generalmente hablando, una mezcla de los aspectos más suaves del vata y el pitta será lo más apropiado. Experimentar es la mejor manera de encontrar lo que es más correcto para ti. Es interesante notar que si tienes una fuerte aversión hacia una actividad en particular es probablemente porque, ¡es lo que más necesitas!

Comidas	7 - 8.00 a.m.	11.00.a.m.	12 -1.00 p.m.	4.00 p.m.	6.30 - 7.30 p.m.
Desayuno	moderado				
Refrigerio		no			
Comida			moderada		
Refrigerio				si necesario	
Cena					moderada

Actividad	6 - 7.00 a.m.	8 a.m. - 6.00 p.m.	3 - 4.00 p.m.	8 - 10.00 p.m.	11 p.m. - 12.00 a.m.
Hora de despertarse	6-7.00 a.m.				
Hora de bañarse	agua caliente				
Meditación	30 minutos				
Ejercicio		moderado			
Trabajo		responsable, dinámico, creativo			
Descanso / siesta			no		

Masaje				2x por semana, en todo el cuerpo	
Sexo				2-3 veces por semana	
Hora de acostarse				11.00 p.m.	
Horas de sueño				7-8 horas	

Régimen diario para el tipo vata / kapha

El tipo vata / kapha es un tipo dual, por lo que necesita en su vida tanto del vata como del kapha. Lo que uno más necesita tendrá que decidirse a través de la práctica o consultando con algún practicante ayurvédico. Generalmente hablando, una mezcla de los aspectos fuertes de vata y los más suaves de kapha será lo más apropiado. El experimentar con la dieta es la mejor manera para encontrar lo que es correcto para ti. Es importante notar que si tiene una fuerte aversión hacia una actividad en particular puede ser que la necesitas para permanecer en equilibrio.

Comidas	7 - 8.00 a.m.	11.00.a.m.	12 -1.00 p.m.	4.00 p.m.	6.30 - 7.30 p.m.
Desayuno	ligero				
Refrigerio		no			
Comida			moderada		
Refrigerio				si necesario	
Cena					moderada

Actividad	6 - 7.00 a.m.	8 a.m. - 6.00 p.m.	3 - 4.00 p.m.	8 - 10.00 p.m.	11 p.m. - 12.00 a.m.
Hora de despertarse	6-7.00 a.m.				
Hora de bañarse	agua caliente				
Meditación	30 minutos				
Ejercicio		moderado			
Trabajo		responsable, dinámico, creativo			
Descanso / siesta			no		
Masaje				1x por semana, en todo el cuerpo	
Sexo				2-3 veces a la semana	
Hora de acostarse					11.00 p.m.
Horas de sueño					7-8 horas

Régimen diario para el tipo pitta / kapha

El tipo pitta / kapha es un tipo dual por lo que necesita en su vida tanto del pitta como del kapha. Lo que uno más necesita tendrá que decidirse a través de la práctica o consultando con algún practicante ayurvédico. Generalmente hablando una mezcla de los aspectos más fuertes de pitta y los suaves de kapha sería lo más apropiado. Experimenta con la dieta ya que es la mejor forma de encontrar lo que es mejor para tí. Resulta interesante notar que si tienes alguna aversión fuerte a una actividad en particular probablemente sea porque necesitas estar en equilibrio.

Comidas	7 - 8.00 a.m.	11.00.a.m.	12 -1.00 p.m.	4.00 p.m.	6.30 - 7.30 p.m.
Desayuno	ligero				
Refrigerio		fruta			
Comida			moderada		
Refrigerio				si necesario	
Cena					moderada

Actividad	6 - 7.00 a.m.	8 a.m. - 6.00 p.m.	3 - 4.00 p.m.	8 - 10.00 p.m.	11 p.m. - 12.00 a.m.
Hora de despertarse	6.00 a.m.				
Hora de bañarse	agua caliente				
Meditación	30 minutos				
Ejercicio		intensivo			
Trabajo		dinámico; en la gestión			
Descanso / siesta			no		
Masaje				2x por semana, en todo el cuerpo	
Sexo				2-4 veces por semana	
Hora de acostarse					11 p.m. - 12.00 a.m.
Horas de sueño					6-7 horas

Régimen diario para el tipo V / P / K

El tipo V / P / K es una combinación igual y por lo tanto necesita un poco de todos los tipos en su vida. Se lo considera el más fuerte y el menos propenso a desequilibrarse de los siete tipos. Se tendrá que decidir qué tipo necesita más atención a través de la práctica o consultando con algún practicante ayurvédico. Generalmente hablando, una mezcla de los aspectos más suaves del vata, pitta y kapha será la más apropiada. Experimentar es la mejor forma de encontrar lo que es más correcto para ti.

Comidas	7 - 8.00 a.m.	11.00.a.m.	12 -1.00 p.m.	4.00 p.m.	6.30 - 7.30 p.m.
Desayuno	moderado				
Refrigerio		no			
Comida			moderada		
Refrigerio				si necesario	
Cena					ligera

Actividad	6 - 7.00 a.m.	8 a.m. - 6.00 p.m.	3 - 4.00 p.m.	8 - 10.00 p.m.	11 p.m. - 12.00 a.m.
Hora de despertarse	6.00 a.m.				
Hora de bañarse	agua caliente				
Meditación	30 minutos				
Ejercicio		moderado			
Trabajo		todo tipo de trabajo			
Descanso /			no		

siesta					
Masaje				2x por mes, en todo el cuerpo	
Sexo				2-3 veces por semana	
Hora de acostarse					11 p.m.
Horas de sueño					6-7 horas

Actitud ante la vida

Por último, pero no lo menos importante, nuestra actitud básica ante la vida provee los medios para conocer y sobreponerse a cualquier tipo de problema de salud que podemos encontrar. Una actitud positiva mientras mantengamos un enfoque práctico es un ingrediente básico para la salud. Una actitud positiva con malos hábitos no generará una buena salud; tampoco tenderá a dar los mejores resultados llevar una actitud negativa con buenos hábitos.

Según el Ayurveda es importante evitar los excesos en ambos lados del espectro. Es particularmente importante cuando comenzamos a cambiar una vida de malos hábitos. A veces la gente se da cuenta que tiene algún problema de salud como la presión arterial alta, cambian su dieta y estilo de vida esperando que sus problemas cambien en un día o en una semana pero el cuerpo no funciona de esta manera. La presión arterial alta es el producto de la dieta, el estilo de vida o las emociones reprimidas que habrán sobrevivido varios años o generaciones. Por lo tanto, lógicamente no se puede esperar que el cuerpo instantáneamente cambie una larga historia de malos hábitos. Sin embargo, el cuerpo humano es un milagro que puede reparar los daños a condición de que lo ayudes a superarlos. Si sigues los consejos del Ayurveda comenzarás, en varios meses, a ver cambios.

La represión de las emociones o los problemas emocionales en general, es el mayor factor de los problemas referentes al corazón y la circulación sanguínea. Un hombre que durante toda su vida había sido vegetariano estaba sufriendo gravemente de presión sanguínea alta. Ningún tratamiento natural pudo ayudarlo. En una hoja de papel le di una guía de cosas para que hiciera. Lo primero que le dije fue: "perdone a todos". Estaba enojado con casi todos y su frustración de no poder tratar ese problema fue porque ningún tratamiento natural estaba funcionando. La raíz del problema fue lo que no vio. Desafortunadamente, también se enojó conmigo y con el sistema ayurvédico. Un fallo en cambiar la actitud ante la vida puede provocar que todos los tratamientos fracasen.

Se debe recordar que el Ayurveda no es una moda pasajera, sino una forma de encontrar un estilo de vida que apoya, mantiene e incluso crea un estado de salud vibrante. Los medios de comunicación están llenos de estudios que revelan cómo la gente vive más tiempo, pero con una pésima salud. Mucha gente está contrayendo enfermedades degenerativas que la medicina moderna no puede curar. Una gran parte de nuestra población mayor toma una gran variedad de medicamentos para seguir viviendo. ¿Es esto la salud? El Ayurveda no considera que esta forma de vivir sea saludable, atractiva o divertida. La salud está en tus manos y comienza por tu actitud ante la vida y tus hábitos diarios.

6

NUTRICIÓN PARA CADA INDIVIDUO

Cada persona tiene necesidades individuales y diferentes respecto a los nutrientes y una capacidad diferente para absorberlos y asimilarlos; un alimento saludable para una persona puede ser un causante de alguna enfermedad para otra. La nutrición constitucional se basa en este punto de vista. Como se dijo previamente, el sistema nutricional bioquímico no tiene ningún modelo de trabajo basado en las diferencias individuales de cada humano y, por lo tanto, necesitamos utilizar un sistema existente con una larga historia de resultados benéficos. El sistema ayurvédico cumple con este requerimiento en todos los aspectos, pero, para usar el sistema ayurvédico, necesitamos ver los alimentos y sus diferentes clasificaciones de otra forma a la del modelo nutricional bioquímico.

Primero, debemos empezar a ver a los alimentos no como categorías separadas en sí. Al contrario, necesitamos cambiar nuestro punto de vista hacia concebir los alimentos de acuerdo con la persona que los va a consumir, así que es necesario un cambio de paradigma respecto a la manera en que normalmente concebimos a los alimentos. La diferencia principal es concebir los alimentos según el metabolismo de la persona en vez del contenido nutricional de los alimentos o del grupo nutricional en general. Esto es lo que se explica en esta segunda parte del curso al final en las tablas de alimentos las cuales dividen a los alimentos de acuerdo a los tres principales tipos de personas.

En vez de decir, "come una manzana al día porque contiene vitamina X", la nueva perspectiva es, "qué debo de comer hoy para mantener mi metabolismo en equilibrio"; es un enfoque individualista que requiere que la persona tenga un entendimiento mínimo de su cuerpo y asuma la responsabilidad por su propia salud. Debería entenderse claramente que la gente que usa la nutrición constitucional lo hace porque quiere tomar el control de su vida y salud. Si el paciente culpa a otras personas o circunstancias, o delega su responsabilidad en otro, entonces puede ser mejor para esa persona usar el modelo de nutrición bioquímico dado que los sistemas nutricionales modernos necesitan que el paciente entregue sus experiencias, observaciones y responsabilidades al practicante.

El Ayurveda es un sistema paciente y amigable que no sólo te alienta a participar, sino que te lo exige. Sólo tú eres capaz de restaurar tu propia salud porque eres quien se lleva los alimentos a la boca y los convierte en el cuerpo en una provisión básica para la salud. Nadie te obliga a comer los alimentos.

Cómo comer de acuerdo a la capacidad metabólica

La primera cosa al escoger los alimentos es saber cuáles son los que te sientan bien y los que no según tu metabolismo. En las tablas "Resumen de los grupos alimenticios", se escogieron los encabezados, "lo mejor, bueno, aceptable, ocasional, rara vez y lo peor" para indicar la acción de los alimentos en cualquier tipo constitucional. Para los que tienen una mente matemática también se incluye un indicador de porcentaje para mostrar el porcentaje de uso que es de beneficio para cualquier tipo. Esto significa que un alimento en la columna "lo mejor" podría consumirse el 100% del tiempo por la persona a la que corresponda en la tabla, o, si a una persona le toca un alimento en la columna "rara vez" debería de consumirlo sólo el 20% del tiempo.

- 100%   21   veces a la semana
- 80%   16 -18   veces a la semana
- 60%   8 -10   veces a la semana
- 40%   3 - 4   veces a la semana
- 20%   1 - 2   veces a la semana
- 0%   0   veces a la semana

La siguiente tabla aclara la idea del porcentaje. Sin embargo, se ajustó el número de veces por semana para que corresponda al número necesario que causaría problemas a la persona; no son matemáticas verdaderas. La tabla te da una idea de las veces necesarias para no perjudicar el metabolismo y se nota que casi ningún alimento se presenta al 100% porque es posible consumir en exceso cualquier alimento hasta el punto que cause trastornos. También nota que casi ningún alimento se clasifica como "lo peor" ó 0% porque en la mayoría de los casos, comer cualquier alimento una vez por semana no afectará a la constitución. Por lo tanto, vemos que la mayoría de los alimentos se clasifican en el área de en medio para todas las constituciones.

Resumen de los grupos alimenticios para el tipo vata

Tipo de alimentos	Efecto de los alimentos según la constitución vata					
% máximo	100%	80%	60%	40%	20%	0%
	lo mejor	bueno	aceptable	ocasional	rara vez	lo peor
Fruta			X			
Verduras			X			
Granos		X				
Leguminosas					X	
Nueces y semillas		X				
Lácteos		X				
Aceites		X				
Productos animales			X			
Edulcorantes			X			
Especias		X				
Bebidas		X				
Vitaminas y minerales				X		

Generalmente, el tipo de persona vata tendrá una capacidad digestiva variable. Esto quiere decir que los alimentos que están concentrados y son difíciles de digerir deberían evitarse o consumirse en pequeñas cantidades. El tipo vata también es sensible a los alimentos que crean gases y a aquellos que reducen el contenido de humedad en el cuerpo; la astringencia de algunos alimentos tiene un efecto de sequedad en los tejidos y puede reducir el contenido de humedad en los mismos. El tipo vata es el más propenso a tener alergias a los alimentos debido a la función variable de las enzimas. Estas personas tienden a atiborrarse y a tener un apetito y digestión variables. Por lo tanto, deberían consumir alimentos en cantidades moderadas y a intervalos regulares.

En la tabla de abajo se da un resumen de los efectos de los grupos alimenticios en el tipo de persona vata. Es una guía general que muestra cómo los grupos alimenticios afectan a estas personas. Los alimentos están agrupados de acuerdo a su acción general en el metabolismo del tipo vata y su valor nutricional se mide de la misma manera.

Resumen de los grupos alimenticios para el tipo pitta

El tipo pitta posee la capacidad digestiva más fuerte y puede digerir casi cualquier tipo de alimento durante años sin ningún problema pero, alrededor de los 37 y 38 años, esto empieza a cambiar. El tipo pitta es el más sensible a los alimentos ácidos que incrementan equilibrio del pH del cuerpo. También puede verse atraído por las especias picantes, pero pueden provocar problemas a largo plazo. Estos tipos de alimentos tienden a aumentar la producción de la bilis en el hígado y páncreas lo cual incrementa la naturaleza ácida de la sangre y el plasma. Las células humanas son muy sensibles al nivel del pH del cuerpo y la acidez en un alto grado envejece las células y rompe el funcionamiento metabólico normal. El tipo pitta posee la capacidad de las enzimas más fuerte excepto si se comen muchos alimentos condimentados o ácidos por ser las enzimas muy sensibles a la alta acidez en el cuerpo. Estas personas tienen la mayor capacidad respecto a la variedad y cantidad de alimentos.

Tipo de alimentos	Efecto de los alimentos según la constitución pitta					
% máximo	100%	80%	60%	40%	20%	0%
	lo mejor	bueno	aceptable	ocasional	rara vez	lo peor
Frutas		X				
Verduras		X				
Granos		X				
Leguminosas			X			
Nueces y semillas				X		
Lácteos		X				
Aceites					X	
Productos animales					X	
Edulcorantes		X				
Especias					X	
Bebidas		X				
Vitaminas y minerales				X		

En la siguiente tabla se proporciona un resumen de los efectos de los grupos alimenticios en el tipo de persona pitta. Esta es una guía general que muestra cómo afectan los grupos alimenticios a estas personas. Los alimentos están agrupados de acuerdo a su acción general en el metabolismo del tipo pitta y su valor nutricional se mide de la misma manera.

Resumen de los grupos alimenticios para el tipo kapha

El tipo de persona kapha tiene la función digestiva más lenta. Estas personas serán las más propensas a subir de peso y a la obesidad debido a su lento proceso metabólico. Tendrán que poner mucha atención a las cantidades de alimentos que consumen y por tanto tendrán la dieta más restrictiva. Son los más sensibles a los carbohidratos, especialmente en la forma de azúcares simples, incluso, todos los excesos tienden a estorbar y hacer más lenta la transformación de los alimentos. Los productos lácteos, debido a su mucosidad y cualidades congestivas, también pueden causarles problemas. La función de las enzimas de estas personas es más baja que la de los otros tipos, pero es consistente; por lo tanto, pueden tener un poder digestivo más fuerte que el fluctuante del tipo vata. El tipo kapha tiene la dieta más restrictiva tanto en la cantidad como en la variedad de los alimentos.

Tipo de alimentos	Efecto de los alimentos según la constitución kapha					
% máximo	100%	80%	60%	40%	20%	0%
	lo mejor	bueno	aceptable	ocasional	rara vez	lo peor
Frutas				X		
Verduras		X				
Granos			X			
Leguminosas		X				
Nueces y semillas				X		
Lácteos					X	
Aceites					X	
Productos animales					X	
Edulcorantes						X
Especias	X					
Bebidas				X		
Vitaminas y minerales					X	

En la siguiente tabla se proporciona un resumen de los efectos de los grupos alimenticios en la persona del tipo kapha. Es una guía general que muestra la manera en que los grupos alimenticios afectan a estas personas. Los alimentos están agrupados de acuerdo a su acción general sobre el metabolismo del tipo kapha y su valor nutricional se mide de la misma manera.

La información anterior muestra la capacidad metabólica general para cada uno de los tres tipos principales de personas. Los tipos mixtos deben considerarse juntos. Generalmente tenderán a tener algo de ambos tipos y no mostrar una distinción bien definida entre los dos. La manera tradicional en la que el Ayurveda trabajaba con estos tipos fue el cambiarles los tipos de alimentos que comían de acuerdo a los cambios de temporada en el año. La lección cuatro de la primera parte del presente curso proporciona las tablas y la información necesarias sobre las dietas de temporada.

7

LOS SEIS SABORES

Esta capítulo trata la metodología que adopta el Ayurveda para categorizar los alimentos. Es posible nombrar a esta metodología "las energías de los alimentos" o usar el término clásico *dravyaguna* (*dravya* = sustancia + *guna* = cualidad). Los seis sabores forman el primer método para clasificar los alimentos y relacionarlos a los distintos doshas. Este método, como otros en el Ayurveda, puede parecer simplista a primera impresión.

El dravyaguna se basa en tres componentes:
1. La acción química inmediata en la boca y estómago de un alimento - **sabor**
2. La habilidad de un alimento de estimular o suprimir el metabolismo - **calentamiento / enfriamiento**
3. El estado transformado o el efecto posdigestivo de un alimento no digerido - **efecto posdigestivo / a largo plazo**

A continuación, veremos las clasificaciones energéticas de las sustancias en términos ayurvédicos, las cuales en su totalidad se nombran el *rasa* de las sustancias:

- *rasa* - sabor
- *virya* - acción de calentamiento / enfriamiento
- *vipaka* - efecto posdigestivo

El sabor, acción de calentamiento / enfriamiento, y los efectos a largo plazo de un alimento se determinan por los cinco elementos o cinco estados de la materia. También se refieren a los cinco elementos para entender los tres doshas así que los alimentos y las hierbas y especias.

Puesto que estamos refiriéndonos a la misma teoría de los cinco elementos en la determinación de los tipos constitucionales y las sustancias (alimentos, minerales, hierbas y especias), se mantiene una lógica integral. En otras palabras, no estamos refiriéndonos a un estándar en un laboratorio para luego ocuparlo con referencia a otra situación en la que ya no es aplicable al estándar anterior. Manteniendo la integridad del sistema -en el sentido de adoptar de manera consistente la misma metodología- logramos resultados consistentes.

Para todo alimento que se da en el mundo, el Ayurveda tiene una clasificación de acuerdo con los cinco elementos. Aunque esto pueda parecer una exageración o aseveración sin fundamento, de hecho es la verdad. Personalmente he leído traducciones al inglés de libros que datan desde hace mil años los cuales enumeran los efectos de centenares de distintas bebidas y alimentos en uso hoy en día. Estas clasificaciones no son el trabajo de una sola persona ni aún de un grupo de personas; más bien son la acumulación continua de conocimientos a lo largo de miles de años. Las clasificaciones tampoco son limitadas a los alimentos de la India. El Ayurveda se diseminó desde la Indonesia a Europa en los antiguos tiempos y por lo tanto, incluye mención de alimentos de muchas diversas regiones de la Tierra.

Los seis sabores

Basándonos en los cinco elementos, es posible formular las seis energías o acciones biológicas. Estas combinaciones se enumeran de acuerdo a su primera acción, o sea, su sabor en la lengua. Los seis sabores son, a continuación:

Sabor	Estado de la materia dominante:	los cinco elementos
Neutro (ligeramente dulce)	Líquido y sólido	Agua y tierra
Agrio	Sólido y transformación	Tierra y fuego
Salado	Transformación y líquido	Fuego y agua

Picante	Movimiento y transformación	Aire y fuego
Amargo	Espacio y movimiento	Éter y aire
Astringente	Sólido y movimiento	Tierra y aire

El efecto de estas distintas combinaciones en el cuerpo se ve con facilidad tanto química que subjetivamente. Por lo tanto, se las puede usar de manera efectiva ya sea en el modelo bioquímico o en el modelo constitucional de la nutrición.

Según el Ayurveda, los seis distintos sabores (que son nomenclaturas sencillas para clasificar las respuestas químicas y de las enzimas en el cuerpo a las diversas sustancias) afectan al metabolismo de manera diferente; no sólo esto sino que cada sabor afecta a distintas personas de manera diferente. En otras palabras, una persona del tipo vata se verá afectada de manera negativa por el consumo en exceso del sabor astringente y de manera positiva por el consumo restringido del mismo sabor. Por lo tanto, el conocer tu propia constitución implica que puedes entender qué alimentos te afectan positiva o negativamente y en qué cantidades se deben de ingerir.

Abajo una tabla para aclarar la dicha relación entre los doshas y sabores:

Tipo	Estado de la materia dominante	Relación con el sabor
Vata	Espacio y movimiento (éter y aire)	Amargo (éter y aire)
Pitta	Transformación y líquido (fuego y agua)	Salado (fuego y agua)
Kapha	Líquido y sólido (agua y tierra)	Neutro (agua y tierra)

Esta relación indica que el uso en exceso del sabor amargo tendrá un efecto negativo en el tipo vata porque tiene los mismos elementos del éter y el aire. La misma idea será verdad para los tipos pitta y kapha, que se verán afectados negativamente por el consumo en exceso de los sabores salado y neutro, respectivamente. Esta relación de los cinco elementos se extiende para entender cuáles son las combinaciones que aumentan los atributos de un dosha y así determinan la acumulación y enfermedad, o cuáles son las combinaciones que reducen los atributos de un dosha y, desde luego, mantener la salud por prevenir acumulaciones.

La tabla nos ilustra cómo el vata se beneficiará comiendo pequeñas cantidades de los alimentos amargos, picantes y astringentes, y cantidades más grandes de los alimentos neutros, ácidos y salados. El tipo pitta se beneficiará comiendo pequeñas cantidades de los alimentos ácidos, salados y picantes, y cantidades más grandes de los alimentos neutros, amargos y astringentes. El tipo Kapha se beneficiará comiendo pequeñas cantidades de los alimentos neutros, ácidos y salados, y cantidades más grandes de los alimentos picantes, amargos y astringentes.

Tipo	Aumenta (acumula)	Reduce (mantiene)
Vata	Amargo / picante / astringente	Neutro / ácido / salado
Pitta	Ácido / salado / picante	Neutro / amargo / astringente
Kapha	Neutro / ácido / salado	Picante / amargo/ astringente

Si se siguen estos principios, se apoyará y mantendrá la función general del metabolismo. Si se hace caso omiso, pueden surgir alergias alimenticias, bajos niveles de energía, obesidad, úlceras, hiperacidez, estreñimiento, diarrea, mala absorción de los nutrientes, erupciones cutáneas, candidíasis, infecciones vaginales por hongos, diverticulitos, dolores abdominales, baja inmunidad, acumulación tóxica, dolores de cabeza, diabetes tipo dos, cálculos de la vesícula biliar, y función hepática. Los problemas antes mencionados son únicamente una muestra de los problemas que son la consecuencia de no seguir una dieta de acuerdo a la constitución; no es una lista exhaustiva.

Afortunadamente, no tienes que memorizar o aprender de memoria esas reglas ya que las tablas alimenticias de la lección cinco en esta parte del curso harán el trabajo por ti. Sin embargo, es importante entender la lógica básica de cómo se derivaron estas tablas. Son el resultado de miles de años de estudio y no son limitados a un grupo de gente en particular; ni aún son circunscritos a la cultura india. Los griegos, persas, y muchas más culturas añadieron sus propias aportaciones a esas clasificaciones a través de los siglos. Hoy en día, estamos constantemente añadiendo nuevos alimentos y revisando las listas de acuerdo a las consideraciones climatológicas y con respecto al suelo, y otras consideraciones de nuestra localidad.

A continuación, una breve descripción de los seis sabores y su efecto en el metabolismo en general:

Sabor	Efecto en el metabolismo
Neutro: -proteína, grasa y carbohidratos -Agua y Tierra	Estimula el desarrollo de los tejidos, aumenta los fluidos corporales, la sangre, grasa, músculo, tejido nervioso y de los huesos. Sostiene la inmunidad y el crecimiento, inclusive la reproducción. Proporciona satisfacción emocional y el placer; provee vigor y fuerza. **En exceso**: El consumo en exceso provoca obesidad, acumulación de toxinas, parásitos, diabetes, bloqueos en los canales del cuerpo (Ej. arteriosclerosis), flatulencia, indigestión, disnea, tos, resfríos, vómitos, pérdida de apetito, y letargia.
Ácido: -ácido -Tierra y Fuego	Estimula la digestión y construye tejidos corporales de manera parecida a la del sabor neutro excepto que tiene poco efecto sobre el crecimiento y ninguno sobre la reproducción. Ayuda los sentidos en su funcionamiento, promueve fuerza y provoca la secreción de fluidos en el cuerpo. **En exceso**: El consumo en exceso provoca acidez en el intestino delgado, ardor, comezón, envejecimiento prematuro, y mareo.
Salado: -Fuego y Agua	Promueve la digestión, disminuye acumulaciones de toxinas, debilita tejidos, incrementa la saliva en

	la boca, y tiene un leve efecto laxativo. **En exceso**: El consumo en exceso provoca la inflamación, enfermedades cutáneas, impotencia, flacidez del cuerpo, envejecimiento prematuro, y retención de agua.
Picante; -acre -Aire y Fuego	Es el estimulante más fuerte como apoyo a la digestión, estimulando el metabolismo. Disipa los gases e induce la sudoración. Calienta el cuerpo y limpia la sangre y la piel. **En exceso**: El consumo en exceso provoca dolor, emaciación, sensaciones de ardor, fiebre, sed, enfermedades cutáneas, y la disminución de los fluidos reproductivos.
Amargo: -Eter y Aire	Este sabor es el mejor purificador de la sangre y limpiador de toxinas en el cuerpo. Promueve todos los demás sabores. Tiene el efecto de disminuir los tejidos y fluidos, y apacigua ardor en el cuerpo. Es fuertemente reductor en su acción. **En exceso**: El consumo en exceso provoca enfriamiento del cuerpo, trastornos nerviosos, rigidez, dolores cólicos, dolores de cabeza, y disminución de los fluidos reproductivos.
Astringente: -Tierra y Aire	Constriñe los tejidos y canales del cuerpo, lo que ayuda al mantenimiento del tejido y tono musculares; éste lo hace valioso como una medicina porque detiene el sangrado y supuraciones. Cura las membranas mucosas y la piel. En pequeñas cantidades, ayuda en la digestión de alimentos. **En exceso**: El consumo en exceso provoca la sequedad del cuerpo, estreñimiento, calambres, emaciación, sed, trastornos nerviosos, y disminuye los fluidos reproductivos.

Los seis sabores también varían en su grado de fuerza; quiere decir que pueden ser fuertes o suaves en acción. Hay mucha diferencia entre un chile y una pizca de tomillo; ambos son picantes en sabor, pero en grados muy diferentes. La siguiente tabla aclara este punto.

Sabor	Forma pura	Forma compleja
Neutro (ligeramente dulce)	azúcares	carbohidratos complejos, granos
Agrio	alcohol	yogurt, limón
Salado	sal de mesa	salsa de soya, algas marinas
Picante	pimienta de Cayena	especias suaves, canela, cebolla
Amargo	genciana, áloe	ruibarbo, vegetales verdes oscuro y frondosos
Astringente	plátanos inmaduros	granadas, arándanos

De acuerdo al Ayurveda, la nutrición correcta es el consumo regular y balanceado de estos seis diferentes sabores con base en la constitución natal. Esto se explica por ser cada sabor responsable de las distintas respuestas y acciones químicas en el cuerpo. Muchas de estas respuestas son directamente relacionadas con la función de las enzimas. La lógica y metodología están bien fundamentadas puesto que la digestión de todos los nutrientes – sea vitaminas, minerales, grasas, carbohidratos, o proteínas – depende de la función de las enzimas. La toma de altas dosis de multivitaminas no sirve si las enzimas (agni) no están presentes para digerirlas. La toma de suplementos de enzimas puede ayudar; no obstante la cantidad de enzimas en el cuerpo es muy alta.

Las divisiones de los sabores en seis energías alimenticias es únicamente la primera serie de clasificaciónes para entender el efecto de los alimentos en el cuerpo. La segunda clasificación es para ver si el alimento construye tejido (anabólico) o disminuye tejido (catabólico). Esto se describe en términos de estimular o suprimir el metabolismo, y en el Ayurveda, se nombra virya. Por lo tanto, toda sustancia también se clasifica con referencia a estos términos. A continuación, vemos una tabla que describe el efecto de las funciones de estimulación o supresión (calentamiento o enfriamiento) en los distintos tipos de persona.

Desde luego, las tablas alimenticias incluidas en este curso también mencionan estos efectos, por ejemplo, una persona de tipo kapha que come mucho helado tiene una acción de supresión y enfriamiento en el metabolismo. La consecuencia, si sigue comiendo helado con frecuencia, es que habrá incremento de peso y una posible supresión de la función de las enzimas lo que, a su vez, puede desencadenar un complejo proceso en el metabolismo que se debilita lentamente y que finalmente provoca la obesidad o enfermedades de tipo congestivo.

Tipo	Lo que estimula (calienta) – anabólico –	Lo que suprime (enfría) – catabólico –
Vata	Equilibra	Desequilibra
Pitta	Desequilibra	Equilibra
Kapha	Equilibra	Desequilibra

La tercera clasificación para entender el efecto de sustancias en los distintos tipos de personas es el efecto, a largo plazo, de comer cualquier tipo específico de alimento. Fundamentalmente, se refiere al efecto que tiene un alimento en el cuerpo después de la digestión inicial (etapas kapha y pitta). Aún así, también se refiere a lo que pasa antes de ingerir un alimento por meses o años. Es una clasificación que los nutricionistas modernos no reconocen o no entienden bien. Sin embargo, constituye una consideración muy importante y no debe de descartarse ligeramente por nadie. Según el Ayurveda, varias de las reacciones químicas iniciales accionadas por los alimentos en el cuerpo, cambian después de la digestión y a la larga, empiezan a tener el efecto opuesto en el cuerpo. A continuación, una tabla para ver como los seis sabores cambian después de la digestión.

Sabor	Cambio a largo plazo	Altera al
Neutro	Neutro (sin cambio)	tipo kapha
Agrio	Agrio (sin cambio)	tipo pitta -luego kapha
Salado	Neutro (hay cambio)	tipo pitta -luego kapha
Picante	Picante (sin cambio)	tipo vata -luego pitta
Amargo	Picante (hay cambio)	tipo vata -luego kapha
Astringente	Picante (hay cambio)	tipo vata -luego pitta

La tabla arriba nos indica que ciertos alimentos tendrán un efecto debilitante o catabólico tras largos periodos de tiempo; se refiere a las últimas tres categorías (picante, amargo y astringente). Los alimentos o hierbas que tienen fuertes cantidades de estos sabores deberían tomarse en pequeñas cantidades por los tres tipos constitucionales, pero en especial por el tipo vata. Sin embargo, en condiciones de desequilibrio o enfermedad, estas mismas categorías tienen el potencial más grande para curar o equilibrar a cualquiera de los tipos, usándolos en plazos cortos.

Mientras la nutrición ayurvédica empieza por entender el metabolismo y capacidad digestiva de cada individuo, extiende el entendimiento del individuo al alimento en sí. Nos proporciona una metodología clara para descubrir qué alimentos sostienen nuestra naturaleza y cuáles alteran nuestra función metabólica natural. Esto se relaciona con, pero no se limita a, nuestra predisposición genética hacia las enzimas digestivas en el cuerpo y su relación a tipos específicos de alimentos. Los papeles de las enzimas, tanto en el sistema digestivo como en el nivel celular, se heredan directamente de nuestros padres y hábitos nutricionales culturales.

Vaidya Atreya Smith

8

DESCRIPCIONES DE LOS ALIMENTOS

Las siguientes descripciones dan una idea de los diferentes alimentos en general. Utiliza las tablas en la siguiente lección para averiguar exactamente qué alimentos específicamente son más benéficos para ti como individuo. Recuerda utilizar las listas como punto de partida y ajusta los alimentos de acuerdo a tu experiencia personal y a tu propia constitución, incluyendo alergias o tendencias genéticas (quiere decir, las tendencias genéticas asiáticas, africanas, hindúes, entre otras).

Frutas

Generalmente la fruta es buena con moderación para todos los tipos ya que es la más ligera en acción. Es la que más se adecua al tipo pitta, después al vata y por último, al kapha. La fruta es el grupo alimenticio más ligero y el que se digiere más rápido. Por esta razón, debe ser consumida sola o antes de otras comidas o alimentos. Si se combina con otros alimentos tiende a fermentarse en el estómago y causar inflamación y gases. Algunas frutas más dulces como las manzanas pueden mezclarse con yogurt o leche, pero la fruta dulce en general, no se combina bien con otros alimentos. Las frutas ácidas pueden en ocasiones mezclarse en pequeñas porciones con granos, pero puede ser riesgoso si la persona no tiene suficiente capacidad para digerirlas.

Para los tipos pitta la fruta es mejor fresca, dulce y madura y deben evitarse las frutas muy ácidas. El tipo kapha puede ingerir frutas que son ligeramente dulces o ácidas, sin embargo, la fruta demasiado dulce o ácida los perjudica. Además, debe evitarse la fruta que contiene mucha agua, ya que tiende a incrementar el peso a la gente kapha, si se consume en excesivas cantidades. El consumir frutos secos evita este problema y frecuentemente, las personas kapha pueden sustituir la fruta fresca por la seca. La fruta dulce y ácida es buena para el tipo vata a condición de que la pueda digerir. Frecuentemente, el vata tendrá la función de las enzimas baja y la fruta provocará inflamación y gases. La fruta cocida es buena para todas las constituciones, especialmente para los tipos vata quienes deben consumir la fruta en pequeñas cantidades y evitar la fruta seca.

Una dieta que principalmente consiste en fruta tenderá a desequilibrar al tipo de persona vata y se adecúa mejor al tipo pitta. Incluso, este tipo de dieta no proporcionará la suficiente masa al cuerpo si la persona vive en áreas urbanizadas o hace demasiado trabajo físico. Este tipo de dieta tampoco es muy bueno para el trabajo mental, ya que no estimula a la mente o el intelecto. Una dieta principalmente basada en frutas tampoco se adecua a los climas más fríos y debería evitarse en el invierno. La fruta debería consumirse cuando esté de temporada y madura, y no en otros momentos, ya que tiende a provocar una mala digestión que provoca la acumulación de alimentos indigestados en el colon. En este aspecto, la idea de que uno necesita comer fruta todos los días es falsa si la fruta no es de temporada; es un ejemplo de concebir los alimentos en términos de grupos, como los míticos "cuatro grupos alimenticios" con los que se lavaba el cerebro a los niños. La opción es usar los alimentos de acuerdo a su constitución, medio ambiente y temporada.

Generalmente, se puede antidotar todas las frutas al cocinarlas y preparándolas con especias dulces y calientes como la canela, cardamomo, nuez moscada o raíz de jengibre. La cantidad de frutas que se consuma y la preparación es lo que varía de acuerdo a cada tipo constitucional. Es mejor consumir las frutas ácidas en la mañana y las dulces en la tarde. Ningún tipo de constitución las debe comer después de las comidas bajo ninguna circunstancia, ya que provocará fermentación y gases.

La fruta tiene una acción de limpieza y aligeramiento en el cuerpo y puede estimular un efecto de desintoxicación a condición de que la fruta esté madura y libre de químicos. Esté consciente de que la mayoría de la fruta en los Estados Unidos está rociada con muchos químicos -frecuentemente por cientos de distintos químicos- y eso imposibilita la acción benéfica de eliminar toxinas del cuerpo. Para cualquier tipo de dieta de ayuno o limpieza, se debe consumir la fruta orgánica. Los estudios han demostrado que el 44% de los productos presentan residuos de pesticidas y el 42% tiene más de un tipo de pesticida. En exámenes clínicos se han comprobado que muchos de estos químicos son cancerígenos.

En este curso hay un tema muy reiterativo: la calidad de los alimentos y el modo de prepararlos antes de comprarlos. Cuando consideramos que una manzana frecuentemente contiene residuos de 110 diferentes tipos de pesticidas se le agrega un nuevo significado al viejo axioma, "una manzana al día evita que tengas que ir al doctor". Pocos de nosotros realmente somos conscientes de las vastas cantidades de venenos que cubren los alimentos antes de consumirlos. Las frutas presentan un peligro especial por consumirse a menudo crudas. La cera, que se utiliza para preservar y presentar un producto brilloso, también liga los pesticidas a la fruta y evita que se quiten al lavar la fruta con agua.

No se le puede dar la suficiente importancia al comer la fruta orgánica. Los químicos utilizados en la agricultura moderna son aquellos que no se pueden eliminar fácilmente, y muy a menudo permanecen en el cuerpo toda la vida. El argumento que se ha utilizado en las últimas generaciones es que la cantidad de químicos almacenados es demasiado pequeña para causar problemas, lo que resultó una teoría equivocada. Mientras pueda tener alguna relevancia con respecto a la formación del cáncer, se ha comprobado que es erróneo con relación a las funciones endocrina y nerviosa. Actualmente hay muchas pruebas de que ciertos químicos en pequeñas cantidades pueden ser más peligrosos que en grandes cantidades para el sistema endocrino.

No hay nada mejor que comer frutas cultivadas orgánicamente y de temporada. De lo contrario consumirlas en cualquier otra forma puede hacer que actúen como agentes de desequilibrio metabólico. Esto es cierto para las frutas en general, pero especialmente relevante para los alimentos que consumimos crudos como la fruta.

Verduras

Las verduras son buenas para todas las constituciones y también tienen una acción suave aunque menos que la fruta. Se combinan bien con todos los grupos alimenticios (excepto con la fruta) y así pueden consumirse en una variedad de formas en las comidas. Cabe señalar que las hortalizas tienden a ser más complejas en su composición lo que hace que tengan una acción muy equilibrada en el cuerpo. Esta misma complejidad proporciona un amplio rango de nutrientes, muchos de los cuales son aún desconocidos por la nutrición moderna bioquímica.

Las verduras se clasifican en diferentes grupos: tubérculos comestibles, verduras verdes, las solánaceas (patata, tomate, berenjena y pimiento morrón) y las verduras picantes. La familia de la col (col, brócoli, coliflor, coles de Bruselas, colinabo y col rizada) entra en la categoría de las verduras. Cada uno de los cuatro grupos tiene un efecto diferente en el cuerpo que varía según los diferentes tipos constitucionales.

Los tubérculos son los más nutritivos de los cuatro tipos, seguidos por las verduras verdes y las solánaceas. Las verduras picantes son las menos nutritivas para los tejidos, pero poseen muchas otras propiedades y a menudo, actúan como catalíticos para diferentes funciones en el cuerpo. Mientras que las hortalizas de hojas verdes no nutren igual que los tubérculos el peso y la masa del cuerpo, proporcionan una gran variedad de vitaminas y minerales, por lo que, una dieta balanceada para todas las constituciones debería incluir una variedad de todas las hortalizas. Los tubérculos deberían cocerse bien antes de ingerirse; son buenos en sopas y en platillos horneados. Las hortalizas de hojas verdes pueden cocerse al vapor o ligeramente sofritas con ghee o aceite. Algunas pueden consumirse crudas en ensaladas, como los muchos y diferentes tipos de lechuga. Las solánaceas y las verduras picantes deberían cocerse aunque éstas, consumidas crudas en pequeñas cantidades, antes o durante las comidas, son benéficas para el tipo kapha.

Las verduras deberían formar la base de cualquier dieta junto con los granos y los cereales. Muchas hortalizas son en sí mismas anticancerígenas y, de hecho, ayudan a reparar las funciones naturales del cuerpo por el hecho de que cada tipo de hortaliza funciona de manera compleja y como un todo. Es erróneo intentar separar los diferentes químicos de una sola verdura y decir que este químico "Z" es el agente responsable detrás de la acción anticarcinogénica de la planta (o cualquier otra cosa).

La acción y la relación totales de todos los componentes de las hortalizas son responsables de los beneficios saludables de cualquier planta, y es posible que no pueda haber ninguna explicación mecánica y racional para este proceso. Las cualidades saludables y protectoras de las plantas pueden ser más cercanas al modelo cuántico de la física que al modelo mecánico de la física lo que es, sin embargo, alarmante, ya que la gente quiere tener algún tipo de concepto lineal de las funciones físicas del cuerpo. Come la vitamina "X" y no te enfermarás de la "Y". Esto no es posible de acuerdo al Ayurveda el cual concibe la vida como una fuerza dinámica que a menudo "se mueve" por caminos impredecibles y se ve afectada por las condiciones del medio ambiente y el observador o la persona que come. En este sentido el modelo cuántico de los movimientos no lineales está más cercano al entendimiento de la nutrición ayurvédica.

Si adaptamos un punto de vista multidimensional de comer y consumir verduras, nos percatamos que cosas como la frescura y la preparación de los alimentos es de mayor importancia. Usando el modelo mecánico de evaluar las hortalizas, podemos comer verduras enlatadas, congeladas o que se meten al horno de microondas y verlas como si fueran iguales a las verduras frescas cocidas al vapor. De hecho, no hay ningún sustituto para las verduras frescas y cocidas en la dieta. El hecho de que este simple factor ha estado desapareciendo de la dieta occidental durante los últimos 70 años es tal vez una de las razones por las que una de cada cinco personas padece de algún tipo de cáncer.

La persona del tipo vata puede tener problemas con ciertas veduras. La familia de las solánaceas puede causar problemas para el tipo vata particularmente si sufre de enfermedades propias de este tipo como la artritis. Otras hortalizas que pueden provocar problemas son las plantas demasiado astringentes como la familia de la col. Toda esta familia puede provocar gases e inflamación para el tipo vata. Es mejor cocerlos o condimentarlos con especias para reducir la formación de gases. Debido a que esta familia tiene muchos efectos benéficos en el cuerpo, es bueno aprender cómo cocerlas de manera correcta para que no causen ningún problema a la persona vata. Es que el tipo vata podría tener menos opciones o tendrá que consumir menos cantidad de hortalizas que los otros tipos.

Para los tipos pitta son muy buenos todos los tipos de hortalizas, pero pueden tener problemas con el grupo de las hortalizas nocturnas: tomates, papas, berenjenas y pimientos morrones. Esto es debido a su naturaleza ácida. Si alguien tiene problemas con sensibilidades alimenticias entonces comienza por eliminar estas hortalizas. Otros alimentos que son muy problemáticos son las hortalizas picantes como el ajo y la cebolla.

No hay duda de que el ajo tiene muchas cualidades medicinales. Sin embargo, es falso decir que el ajo, o cualquier otra sustancia, es, de plano, bueno para todos. Frecuentemente me topo con declaraciones que exaltan los beneficios del ajo. Mientras que estas declaraciones son usualmente verdaderas, el ajo puede provocar problemas para el tipo pitta. Si un tipo pitta tiene alguna inflamación de la piel, úlceras o sensaciones internas de ardor entonces el ajo no debe de ingerirse. Todos los alimentos picantes y condimentados afectan al tipo pitta y deberían de comerse en pequeñas cantidades o no comerse del todo. El uso excesivo de estos alimentos puede provocar un desequilibrio en el pH de la sangre y afectar las funciones tanto del hígado como de la vesícula biliar , por lo que las hortalizas más ligeras, suaves y astringentes son mejores para el tipo pitta.

Las verduras también son buenas para el tipo kapha, quien de hecho tiene la mayor libertad de comer toda la variedad de hortalizas de los tres tipos. Todos los grupos de verduras son buenos para el kapha y la persona puede ajustarlas de acuerdo a sus sensibilidades y gustos personales. La regla primaria para el tipo kapha es la misma en todas las categorías de alimentos: comer con moderación.

Granos

Los granos, junto con las hortalizas, deberían formar la base de toda dieta y cada tipo de constitución tendrá que consumir los granos que más se ajusten a él. Todos los granos han ganado popularidad en los últimos años entre los nutricionistas bioquímicos porque se están dando cuenta de lo importante que son para la salud. Hay una gran diferencia entre los granos integrales y la preparación normal del trigo, la cebada, el maíz y otros granos que utilizamos hoy en día. Por ejemplo, la refinación de la harina quita todas las partes que contienen los nutrientes, es decir, la vida. Las grandes compañías de comida lo descubrieron a principios del s. XX cuando por primera vez comenzaron a introducir al mercado la harina blanca. Mucha gente comenzó a mostrar carencias de vitamina B que normalmente se encontraba en toda la harina de trigo. Esto hizo que el gobierno comenzara a reglamentar que la harina blanca fuese "enriquecida" con vitaminas y nutrientes. La única razón por la que la harina de trigo tiene que ser "enriquecida" es porque el proceso de refinamiento destruye su vitalidad y de esa manera hace que demore casi por un tiempo indefinido en los estantes de los supermercados.

Si se utiliza cualquier tipo de cereal o grano refinado entonces no se verá beneficiado con los nutrientes que normalmente encontramos en ese grano. Debe entenderse que la refinación tiene una razón monetaria más allá de la salud. La harina integral se guarda un periodo de tiempo muy corto antes de que empiece a echarse a perder y se debería entender que si algo NO se echa a perder es porque ya ha perdido su vitalidad o ha sido tratado con los suficientes químicos como para preservar a un elefante. Si quieres llevar una dieta basada en plantas es de vital importancia que comes granos integrales y no los refinados; si no lo haces terminarás con alguna forma de malnutrición. Si comes la carne y otros productos de origen animal el efecto negativo es más lento en revelarse, pero todavía se podrá ver.

Si comes productos de origen animal deberías saber que el consumo de granos refinados junto con la carne es responsable de muchas enfermedades modernas como el cáncer de colon, diverticulitos, cólicos o alergias alimenticias. Los granos refinados cubren las paredes intestinales con una sustancia pegajosa que previene la correcta absorción. Cuando ésta se combina con la carne y el alto contenido de grasa en los productos animales, se crea un ambiente perfecto para desatar alguna enfermedad, coagulación o congestión de los canales o las arterias, aumentando la presión sanguínea y contribuyendo a la formación de células cancerígenas en el cuerpo. En resumen, puede ser que ingieras los suficientes nutrientes para vivir, pero la combinación de los alimentos es una fórmula para tener problemas crónicos de salud.

Los granos en general son un alimento muy balanceado y son buenos para todas las constituciones en moderación. El tipo kapha puede verse afectado por el consumo excesivo de granos, pero no los otros dos tipos. Entre más un tipo de grano fortalezca el tejido, mejor será para el tipo vata, y, en cierto grado, también para el tipo pitta. Pero cualquier grano que fortalezca el tejido será agravante para el tipo kapha. El trigo entra en esta categoría igual que el arroz integral. Esta misma distinción es válida también respecto a los efectos de calentamiento y enfriamiento de los granos. Algunos granos tienen acción diurética y por lo tanto son bastante apropiados para el tipo kapha ya que ayudan a eliminar el exceso de agua en el cuerpo y los tejidos. Es importante entender que el consumo de una variedad de grano que no es realmente la indicada para tu constitución es mucho menos perjudicial que el uso de otros tipos de alimentos mencionados que perturban tu tipo constitucional.

Algunas personas tienen alergias a ciertos granos, especialmente al trigo. Hay varias razones interesantes para esto, y muchas posibles soluciones. Se han investigado las alergias al trigo en los primeros hábitos alimenticios de bebés cuando las madres les empezaron a dar trigo en la forma de la harina refinada antes de los seis meses o incluso, antes de los 12 meses de edad. Las madres primerizas o que están embarazadas deberían saber que darle de comer diariamente a un niño productos lácteos o granos antes de los 6 meses de edad puede causar alergias en el futuro. Esto es porque los bebés todavía no tienen las enzimas necesarias para digerir este tipo de alimento. Aconsejo a mis pacientes que no alimenten a los bebés con lácteos, granos (el arroz está bien), ni con carne (si aquellos la comen) antes de que éstos cumplan un año de edad. La fruta, verdura y leche materna son más que suficiente para un niño con menos de un año de edad.

Otra causa es que los niños no fueron amamantados o no lo suficiente. Soy de la opinión de que entre los 12 y 24 meses es el periodo promedio para amamantar a un niño. Desafortunadamente, el 99% de la leche de las madres que no son vegetarianas tienen altos niveles de DDT, los PCB y otros venenos que son consumidos y absorbidos por grasas animales. Resulta interesante que sólo el 8% de las mujeres vegetarianas tiene los mismos niveles de estos venenos en su leche. Lo que todavía se desconoce es el efecto que tendrán estos venenos con relación a la función de las enzimas y el crecimiento normal en nuestras futuras generaciones.

Sin embargo, las personas que realmente tienen alergias al trigo se pueden curar incrementando la función de las enzimas en el intestino y siguiendo un programa de reeducación para cambiar los hábitos de digestión previos; es un proceso individual que debería ser estructurado y guiado por un practicante del Ayurveda. En la quinta parte de este curso se explicará este procedimiento. Fundamentalmente, el tratamiento incorpora el uso de especias digestivas que facilitan una buena digestión. Es mejor evitar los alimentos problemáticos (aquellos a los que tienes alguna reacción) durante tres o más meses mientras la función de las enzimas se está incrementando. También es interesante notar que en las personas que cambian de granos refinados a granos integrales, a menudo todas sus alergias desaparecen. Los granos integrales son alimentos integrales y, por lo tanto, tienen una extensa acción en el cuerpo, una de las cuales es limpiar los intestinos de la acumulación de alimentos no digeridos.

Los granos pueden ingerirse en la forma de pan y pasta de manera muy efectiva. Las personas sensibles a la levadura o propensas a la candidiasis deberían evitar la ingesta de pan con levadura y, en su lugar, comer pan de masa fermentada. Se debería tirar la pasta hecha con harina blanca refinada a la basura ya que no proporcionará ningúno de los beneficios de los granos integrales. Sin embargo, existen diferentes pastas hechas de granos o de una gran combinación de ellos. Éstos son muy benéficos y son una manera fácil de consumir granos integrales sin tener que comer arroz integral u otros platillos de larga preparación. Incluso, algunas pastas hechas de huevo pueden ser problemáticas para cierta gente. El huevo no es un ingrediente necesario y no es preciso incluirlo en la pasta para la mayoría de la gente.

Leguminosas

Las leguminosas son un buen alimento básico si se las prepara correctamente. Causan problemas a los tipos vata y en la mayoría de los casos están contraindicadas para estas personas, pero, al tipo kapha le brinda muchos beneficios. Los beneficios para el tipo pitta caen entre el vata y el kapha. En general, las leguminosas ingeridas en pequeñas cantidades y mezcladas con granos integrales, los cuales las aligeran en el proceso digestivo, son una buena fuente de alimentos que fortalecen los tejidos.

De acuerdo con el Ayurveda, hay un tipo de leguminosa que se considera el más nutritivo y el más fácil de digerir: el haba mungo.

Este fríjol es pequeño y de color verde y puede conseguirse en forma partida (llamado dal) el cual, incluso, es más fácil de digerir que en su forma entera. El dal es un alimento básico en Asia y en la India y es el fríjol utilizado para hacer germinados orientales. En el Ayurveda, este fríjol es mezclado en partes iguales con el arroz Basmati para preparar un platillo aún más nutritivo: kicharee. Esta mezcla -que parece a las gachas- se les recomienda a las personas enfermas o aquellos que están por romper el ayuno. Además es una comida balanceada para cualquier tipo de constitución.

La mejor manera de obtener beneficios de la soja -la cual es difícil de digerir- es ocupar los productos derivados del haba de soja. Existe una forma de pensar, especialmente en lo que atañe a las mujeres, que preconiza el uso diario de los productos de soja como el tofu. Los productos de soja pueden causar trastornos en las personas vata. Al tipo vata les beneficia más el tofu y la leche de soja que las habas de soja, pero aún así para ellos son difíciles de digerir. Si las ingieren de una a tres veces por semana en una forma preparada, no les causarán problemas. Mi experiencia profesional (y personal dado que soy del tipo vata/pitta) es que comiéndolos regularmente en pequeñas cantidades, son un buen alimento. En cuanto a una ingesta regular, las habas mungo son de mayor beneficio para el tipo vata que la soja. Para algunos tipos vata es mejor comer el fríjol Adzuki que el haba mungo o la soja.

El tofu y los productos de soja son muy buenos para el tipo pitta, el cual tiene una constitución más caliente, ya que la soja es refrescante de naturaleza. El tipo pitta también tiene suficiente capacidad digestiva para procesar los productos de soja más densos; puede comer estos productos a diario si lo desea. Para los tipos kapha los productos de soja pueden ser congestivos hasta cierto punto, de hecho, pueden obtener mayor beneficio de las habas de soja en sí. Cualquier tipo de fríjol tiende a ser un buen alimento para el kapha, porque tienen propiedades astringentes y son en su mayoría diuréticas, así que ayudan a prevenir la acumulación de agua en los tejidos. Para las personas kapha la leche de soja es un excelente sustituto de la de vaca y, de hecho, un buen sustituto para todo tipo de constitución. No obstante, la leche de arroz o la de almendras puede ser mejor para el tipo vata.

Es muy importante que las leguminosas se cuezan con un antídoto para balancear sus características problemáticas. Las sustancias que se usan principalmente como antídoto son las especias que se mencionan a continuación. Estas incluyen: cebolla, comino, asafétida, pimienta de Cayena, pimienta negra y sal hasta cierto punto. La asafétida es la mejor especia para prevenir la formación de gases que causan las leguminosas; huele a huevo podrido pero pierde ese olor cuando se cuece con las leguminosas.

Se necesita cocer bien las leguminosas. Otro método para reducir sus molestias es remojarlos toda la noche y por la mañana tirar el agua antes de cocerlos. Además, durante la cocción, puede cambiar el agua las veces que sea necesario y cada vez, volver a ponerle agua; esta acción reduce las características de formación de gases de cualquier fríjol. Otro método es cocinarlos con algas marinas deshidratadas, las cuales los equilibran de cierta forma. Sin embargo, se debería prestar una atención especial a la fuente y calidad de las algas marinas; para mayor información véase la sección sobre pescado y mariscos más adelante.

Nueces y Semillas

Las nueces son una buena fuente de proteínas vegetales y grasas; constituyen un alimento importante y pueden prepararse de diferentes formas. La mayoría de las nueces y semillas inhiben la función de las enzimas, son difíciles de digerir y no deben comerse en grandes cantidades. Son de mejor beneficio para las personas del tipo vata y de menor beneficio para el tipo kapha; el efecto en el tipo pitta está entre el del vata y kapha. Para las personas del tipo pitta y kapha, el aceite de las nueces les puede causar problemas, mientras que para el tipo vata, es de gran beneficio, siempre que lo pueda digerir.

Las semillas son más fáciles de digerir siempre y cuando estén molidas o bien masticadas. Algunas semillas pequeñas, como el ajonjolí, son difíciles de masticar y a menudo pasan por el aparato digestivo no digeridas, inclusive, pueden causar dolores abdominales o cólicos debido a su aspereza. Por lo tanto, las semillas pequeñas como el ajonjolí, se pueden ingerir mejor en forma de "mantequilla" (el tahini) o en aceites. En general, todas las semillas y nueces necesitan masticarse bien para prevenir problemas digestivos y para facilitar una buena absorción.

La preparación de las nueces es de gran importancia puesto que cambia su manera de reaccionar en las diferentes constituciones. Hoy en día, especialmente, se necesita estar alerta cuando se compran nueces o semillas ya que los funcionarios de la salud han estimado que la mayor parte están rancias. Desde el punto de vista bioquímico, esto es provocado por los radicales libres que oxiden el aceite presente en las nueces y las semillas. Esto crea un efecto perjudicial en el cuerpo humano y, de hecho, puede fomentar el proceso de la enfermedad; por eso el principio ayurvédico de que uno debería comer alimentos frescos. Se necesita aclarar este punto ya que las nueces y semillas frescas tienen atributos de mucho valor para la prevención de enfermedades.

Las nueces y semillas ligeramente tostadas son más fáciles de digerir y liberan más nutrientes lo que también ayuda a preservarlas por más tiempo. Las nueces demasiado tostadas sueltan mucho aceite y se daña el mismo aceite (véase la sección sobre aceites más adelante). Además el aceite de las nueces tiende a hacerlas muy molestas para el tipo kapha quien es por naturaleza sensible al aceite y a las grasas. Para los tipos pitta y kapha es mejor comerlos crudos, pero el problema de putrefacción es una desventaja. Los envases sellados al vacío son mejores, pero no retardan completamente la oxidación del aceite en las nueces o semillas. La peor opción es comprarlos en bolsas de plástico normales, mientras que comprar las nueces y semillas en su cáscara es la mejor opción ya que de esta manera pueden conservarse hasta un año. Probablemente, es mejor no comerlos del todo si no se puede garantizar la calidad y frescura.

Sin embargo, sería una gran pérdida no comerlas, ya que son una fuente valiosa de muchas vitaminas, minerales y ácidos grasos omega. Es desafortunado que siento la necesidad de mencionar sus cualidades positivas desde el punto de vista bioquímico, incluso cuando sé que esta perspectiva puede ser muy estrecha y inherentemente limitada. No obstante, estoy consciente de nuestro condicionamiento social, que inmediatamente nos hace pensar de otra manera acerca de las nueces y semillas si alguien dice: "tienen altos niveles de ácidos grasos omega-3, aumentan la producción de la prostaglandina, previenen muchas enfermedades por incrementar la función inmunológica y regular las funciones nerviosas y del cerebro". Mientras estas afirmaciones son verdaderas para la mayor parte de las nueces y semillas desde el punto de vista bioquímico, limitan el paradigma cuántico de toda la interrelación de un alimento fresco con el organismo inteligente como un todo. El efecto verdadero de las nueces y semillas en el cuerpo y la mente es mucho mayor desde la perspectiva ayurvédica.

Tradicionalmente, el Ayurveda consideraba que las nueces y semillas podían rejuvenecer todo el cuerpo y apoyar a la mente por incrementar su funcionamiento y capacidad de memoria. Las nueces y semillas se utilizan en muchas preparaciones médicas para ayudar a personas convalecientes a recobrar sus fuerzas y a la gente adulta a prevenir la degeneración. Debería notarse, que tanto las nueces como las semillas se consideraron una fuente alimenticia extremadamente poderosa siempre que se ingieran diariamente en pequeñas cantidades. La ingesta de grandes cantidades se considera potencialmente dañino para el cuerpo y puede provocar aumento de peso y congestión, especialmente para el tipo de persona kapha.

El Ayurveda señala que las nueces y semillas son el producto final de la acción reproductiva de las plantas y árboles lo que las hace un alimento poderoso, pero también susceptible a la acumulación de pesticidas. Los agroquímicos tienden a acumularse tanto en las nueces como en las semillas y pueden hacerlas potencialmente dañinas para los seres humanos. Por lo tanto, es importante comprarlos cuando provienen de una fuente orgánica. A menudo, usar el aceite de semillas y nueces puede ser la manera más fácil de obtener sus beneficios (véase la sección sobre el aceite).

Productos lácteos

Hay un conflicto mayor alrededor del uso de productos lácteos para la gente hoy en día. Tradicionalmente, el Ayurveda aprovechaba los productos lácteos y reconoció que derivaban muchos beneficios del uso moderado de la leche y los lácteos. Desafortunadamente, hoy en día ya no contamos con el mismo tipo de productos lácteos que teníamos en el pasado. Nuestros lácteos son bastante nocivos a menos que uno compre leche cruda orgánica certificada o sus derivados.

Mientras lo que acabo de exponer pueda parecer una fuerte aseveración -el que los productos lácteos estén de cierta forma envenenados- está respaldado por evidencias sustanciales de la comunidad investigadora bioquímica. También está fuertemente apoyada por los preceptos tradicionales ayurvédicos.

En los Estados Unidos la gente generalmente no está consciente de que la leche y productos lácteos que consume son ilegales en muchos otros países del mundo. La razón más importante de esto es el uso propagado y masivo de hormonas y antibióticos en los alimentos para ganado y las inyecciones diarias tanto de hormonas como de antibióticos. Científicos investigadores en otros países están muy preocupados por este hábito que hace que las vacas suban de peso excesivo y produzcan leche en cantidades no naturales. La realidad es que los efectos de este procedimiento no se conocen. Estudios modernos, por ejemplo, los de los años 1990, indican claramente la manifestación de interrupciones endocrinas en los consumidores de lácteos, a menudo en la segunda o tercera generación.

Esta situación no es nueva. Hace diez años, en los 1990, la Comunidad Europea prohibió la importación de toda carne y lácteos provenientes de los Estados Unidos que contenían hormonas. Lo de las hormonas es un asunto serio ya que las comunidades ganaderas de ganado vacuno de engorda y de vacas lecheras de los Estados Unidos nunca han estudiado los efectos que causan en los humanos el uso de dichas hormonas de crecimiento en nuestras fuentes alimenticias. También la Suiza utiliza hormonas en su producción comercial de productos lácteos. Por otro lado, se emprendieron numerosos estudios que muestran los efectos de estas hormonas, que tienen efectos estrogénicos, en el desarrollo de los jóvenes y el aumento en la incidencia de criptorquidia (testículos no bajados). Tal vez, el hecho más atemorizante es la enorme cantidad de mujeres que sufren de cáncer de mama y otros tumores que claramente dependen del estrógeno, lo que nos puede llevar a preguntarnos por qué los Estados Unidos tienen la mayor tasa de cáncer de mama en el mundo. Investigadores de los Estados Unidos y Europa señalan que los niños y adolescentes americanos están sujetos a alrededor de 100 veces la cantidad de estrógeno permitida por el gobierno de los Estados Unidos.

Otro problema inherente a los lácteos es el uso de antibióticos en los alimentos para ganado. Ahora, es un problema mundial que todos los virus, bacterias y parásitos están siendo cada vez más resistentes a los antibióticos. Esto resulta un grave problema para los médicos ya que no quedan muchas cosas con las que se puedan combatir las enfermedades infecciosas. Algunos investigadores afirman que ahora, también se da la proliferación de bacterias en las bandejas del "jabón desinfectante" en los hospitales lo que posiblemente representa una condición propicia para el nacimiento de una nueva cepa de virus súper-resistentes y bacterias que son completamente inmunes a los antibióticos. Algunos investigadores temen a las epidemias masivas a gran escala debido al abuso de antibióticos en los alimentos y medicina.

La mejor manera de prevenir que estos tipos de problemas se te presenten a ti y a tu familia es dejar de consumir los productos lácteos u otros de origen animal que derivan de una alimentación que incluye antibióticos. Simplemente rompe la cadena de eventos. Al no consumir antibióticos de la segunda generación, tendrás mucho mejor posibilidad de responder a ellos cuando y si es necesario. Se supone que los antibióticos se usan para salvar vidas en circunstancias extremadamente graves. El uso injustificado, como sucede en Francia cuando los médicos recetan antibióticos para "prevenir infecciones" si tienes resfriado (causado por un virus que no responde al antibiótico), de estos medicamentos definitivamente causará mayores problemas de salud en toda la cultura occidental. A menudo me pregunto por qué los médicos en Francia van a la escuela durante seis años, tienen un internado de dos años, para sólo preguntarte lo que tienes (diagnosticar parece que ha quedado fuera del currículo) y luego recetar el mismo antibiótico sin importarle tu problema. Desafortunadamente, este mismo escenario está extendido en todos los países industrializados de Occidente y no sólo se limita a Francia (que consume más productos farmacéuticos por capita que cualquier otro país en el mundo).

Ningún individuo juicioso puede recomendar los productos lácteos como una fuente de nutrición cuando están llenos de potentes químicos que tienen efectos desconocidos a largo plazo. La excepción son los productos orgánicos certificados que beneficiarán más a los tipos vata y pitta y generalmente deberían ser evitados por el tipo kapha. La leche nunca debería tomarse fría, siempre debería tomarse caliente y si en tu niñez no formó parte de tus alimentos puede mezclarse con cardamomo y canela para mejorar su asimilación; aún se la puede evitar por completo. Para el tipo vata es buena idea mezclar con la leche las especias antes mencionadas ya que siempre la leche con estos antídotos los beneficiará. Si la leche se toma fría provoca la formación de mucosa y suprime las enzimas digestivas que normalmente ayudan a digerirla. Esta es una de las razones principales por la que mucha gente es sensible a la lactosa ya que a menudo consume leche de manera impropia.

La leche no debería estar pasteurizada u homogeneizada, ya que se transforma de tal manera que el cuerpo no puede digerirla (se eliminan todas las enzimas naturales). Por lo tanto se vuelve indigesto para el cuerpo y crea toxinas. La leche de larga conservación es "muerta" (como se dice de cualquier alimento que no se deteriora en un periodo de tiempo normal).

Los productos "lite" bajos en grasa de cualquier tipo también deberían evitarse. Sé que es sorprendente después de escuchar durante los últimos 20 años que los productos bajos en grasa son saludables. Trágicamente, investigaciones en Suiza (y tal vez en otros lugares de los cuales no tengo conocimiento) han demostrado que los productos lácteos bajos en grasa sostienen un ambiente cancerígeno en el cuerpo y fomentan directamente condiciones precancerosas. Hasta el momento nadie sabe a ciencia cierta por qué esto ocurre en el mundo bioquímico, pero en el Ayurveda este proceso hace que los productos lácteos se vuelvan indigestos lo cual los convierte en una carga en los sistemas inmunologicos y de eliminación. Si deseas reducir la cantidad de grasa en los lácteos, simplemente mézclalos con agua lo que reduce a la mitad la grasa de manera efectiva sin crear más problemas. Es fácil de hacer esto con la leche, el yogurt, la crema agria y otros productos suaves o líquidos; el método no funciona con el queso por lo que se te aconseja que sólo lo comas en menor cantidad o lo evites si el contenido grasoso es un problema para ti.

Aparte de toda esta tragedia (lo cual desafortunadamente es parte de la agricultura moderna) personalmente tomo leche y ciertos productos lácteos como la mantequilla y el queso. Por favor toma en cuenta que compro mis lácteos en una tienda orgánica. El cuerpo necesita grasas y la mantequilla orgánica es una buena fuente de muchos nutrientes y, siempre que no cocines con ella, no es dañina en pequeñas cantidades. Comparada con la mayoría de los aceites es menos probable que la mantequilla se oxide y por lo mismo es una forma más estable de grasa que casi cualquier otra. Es por mucho más sana que la margarina que se ha ligada a muchas enfermedades modernas (véase la sección sobre "aceites").

El producto lácteo preferido en la India es el "ghee". Normalmente se traduce como "mantequilla clarificada", pero, de hecho, tradicionalmente en la India el ghee no se hace de mantequilla, sino de un tipo de yogurt. Los médicos ayurvédicos de la India se burlan de nuestro ghee (pero ellos también reconocen que eso sí sirve) ya que el método tradicional es mucho más complejo y lleva tiempo, aunque provee un producto de mayor calidad. Personalmente estaba bastante indeciso en creer en la "mantequilla cocida" como algo de beneficio real. De hecho, pasaron algunos años antes de tener el valor (por terco) de hacerla, y peor aún, de usarla para cocinar y como medicina. Es extraño porque cuando viví en la India sólo cocinaba con ghee y me daba cuenta de que era bastante buena en todos los aspectos. Relato mi propia experiencia porque el entender mi propia resistencia puede alentarte a intentarlo por ti mismo. Mi esposa (que es francesa) ahora sólo cocina con ghee (¡lo cual es una gran reeducación social!).

¿Por qué cualquiera debería usar el ghee? porque se dice que tiene las siguientes propiedades: es rejuvenecedor, nutritivo (contiene la misma cantidad de nutrientes que la mantequilla, pero sin los efectos dañinos); incrementa y protege la médula ósea y los tejidos nerviosos; ayuda a la fertilidad; aumenta la inmunidad; también se dice que mejora la inteligencia y las funciones mentales; incrementa o mejora la visión; ayuda al mejor funcionamiento del hígado; mejora la voz; mejora la función de las enzimas en los intestinos, el hígado y los tejidos; fortalece los riñones y el cerebro; previene el congestionamiento de la sangre y el plasma, y se considera que incrementa el valor nutricional de cualquier alimento que se prepare con el. El ghee es mejor para los tipos vata y pitta aunque el tipo kapha puede usarlo en pequeñas cantidades. El Ayurveda lo considera como la mejor sustancia para la cocción de los alimentos.

Los nutricionistas del mundo occidental han descubierto que el uso del aceite de oliva efectivamente ayuda a limpiar los conductos biliares de la vesícula biliar y el hígado. En la India se sabe que el ghee tiene el mismo efecto del aceite de oliva, limpiando además TODOS los conductos y canales del cuerpo; es por eso que se le tiene tanta estima.

La preparación del ghee es muy fácil, pero debe hacerse con mantequilla orgánica sin sal. A continuación la receta:

Como se prepara el ghee

- Se pone un pedazo de mantequilla orgánica sin sal en una sartén pequeña se lo derrite a fuego medio.
- Tan pronto como se haya derretido se baja la llama. Es bueno y normal que la mantequilla haga espuma. Se la mueve para que no se queme.
- Después de unos 15 minutos, la espuma desaparecerá y tomará la forma de pequeñas bolas blancas que lentamente se hundirán. Esto es bueno; Se la mueve de vez en cuando para que la mantequilla no se queme. A veces, todavía le quedará espuma encima, incluso cuando los sólidos se hayan hundido.
- Hasta ahora la mantequilla habrá tenido un color amarillo claro. Ahora se volverá más oscura y comenzará a oler soasado y empezará a crujir. Se tiene mucho cuidado que no se queme. Es importante en este momento seguir cociéndolo, ya que la tendencia es no cocerla lo suficiente. Si empieza a ponerse de color café se lo quita inmediatamente del fuego.
- Se lo quita del fuego antes de que se queme, se la deja enfriar y se deja que cualquier sólido que se le haya quedado encima, se hunda. Después de 10 a 15 minutos se cuela en un colador de metal en una jarra de cristal con una tapa que cierre bien. Se tiran los sólidos que hayan quedado en el colador. Si el ghee se coció lo suficiente, se guarda indefinidamente sin refrigeración. Si empieza a enmohecerse después de 10 días o dos semanas es que no se cocinó lo suficiente. El ghee no debe guardarse en el refrigerador.

En conclusión, el uso diario de lácteos tiene que efectuarse con extrema discreción o puede ser dañino. El uso actual de las vacas como medio para hacer dinero está directamente opuesto al uso ayurvédico y su concepto de la vida. Por lo tanto, si decides consumir lácteos, entonces hazlo apoyando a un pequeño granjero, quien cuida con atención a sus animales y se preocupa por la salud, por lo que cultiva orgánicamente. También debería notarse que los productos lácteos no se combinan bien con otros alimentos, por lo que pueden causar alergias y problemas de la piel cuando se consumen de esta forma. Los únicos alimentos con los que parece que hace una buena combinación son los granos (excepto el pan de levadura) y el azúcar no refinada. La leche es especialmente dañina cuando se combina con el pescado o los mariscos y causa una variedad de problemas digestivos y de la piel. Por lo tanto, las lácteos y, en especial, la leche, deberían tomarse solos y no con otros alimentos.

Aceites

Los aceites que se extraen de las nueces y semillas contienen grandes cantidades de nutrientes, proveen la lubricación en el sistema digestivo, y son una parte importante de la dieta para ayudar y mantener la evacuación de manera regular. El Ayurveda considera que los aceites estructuran y fortalecen el cuerpo y tejidos y cabe señalar que el uso excesivo de granos o salvado sin algo de aceite puede provocar resequedad en el sistema y dolores abdominales, que contribuyen al estreñimiento.

Las grasas y los aceites son principalmente neutros pero pueden causar congestión en el cuerpo si se toman en grandes cantidades. Los aceites son mejores para el tipo de persona vata y, se consideran la sustancia más balanceada para su constitución que es normalmente seca. El masaje con aceite es una modalidad básica para alimentar el cuerpo, especialmente para los tipos vata, ya que los nutrientes del aceite también pueden absorberse a través de la piel. El tipo kapha es el más propenso a los problemas o congestión por los aceites o grasas. La mayor parte de éstos no son recomendables para el kapha y deberían tomarse en cantidades muy pequeñas y con poca frecuencia. Los aceites que son más refrescantes y suaves son recomendables para el tipo pitta como el aceite de oliva. Sin embargo, el aceite también puede causar algunos problemas para la persona pitta, si se toma en grandes cantidades.

El aceite es una parte necesaria de la nutrición, aunque hoy en día sea malentendido, en gran medida, desde el punto de vista bioquímico, la función metabólica. Una vez más, nos enfrentamos a productos que no se dan naturalmente pero son conocidos por sus nombres naturales, como lo son los "aceites". Hoy en día consumimos un tipo de aceite que es procesado y refinado de manera que cambia su forma original en la nuez, semilla o verdura en una sustancia problemática. Incluso, se puede ir más lejos al decir que el aceite hidrogenado se convierte en veneno, de hecho, la margarina y otras materias grasas son aceites hidrogenados. Se ve que el problema recae más en la preparación del aceite que en el aceite mismo.

Los aceites y las grasas tienen muchas cualidades importantes que pueden contribuir a la nutrición. Sin las grasas y los aceites, el cuerpo se enferma y muere; éstos lubrican los tejidos y proveen los bloques básicos de construcción para la producción de todas las hormonas en el cuerpo. Es sabido que las dietas que son muy bajas en grasas causan problemas a las mujeres en la correcta formación de hormonas naturales y les provocan trastornos menstruales. En los Estados Unidos lo que causa problemas es el consumo excesivo de grasas y aceites el cual se da principalmente por el alto consumo de carne y productos lácteos. Generalmente, el estadounidense promedio obtiene más de 40% de sus calorías totales en grasa (¡y otro 40% en azúcar!). En contraste, una dieta vegetariana normal sólo tiene el 10% de sus calorías totales en grasas.

La cuestión de hasta qué punto esas comparaciones estadísticas son válidas es, para mí, un punto discutible, ya que el Ayurveda no reconoce el uso de calorías, que en sí es subjetivo, como una forma válida de medir la ingesta y consumo de alimentos. Sin embargo, las mencioné simplemente para hacer hincapié en el hecho de que la gente en los países occidentales industrializados ingiere todo tipo de grasas en cantidades excesivas lo que les perjudica la salud.

El problema al entender las grasas y aceites es que raramente, si del todo, la totalidad de la dieta se toma en consideración. El uso de grandes cantidades de aceites vegetales orgánicos en el contexto de una dieta basada en granos integrales y verduras frescas parece ser muy saludable cuando el aceite no se calienta. Aún así, se ha comprobado que el mismo aceite utilizado en una dieta "moderna" industrializada provoca directamente la enfermedad. Una persona juiciosa puede entonces preguntarse sobre toda la información de los medios de comunicación acerca de las formas "buenas y malas" de las grasas. Parece que la cuestión realmente importante es que existen las dietas buenas y malas, y buenos o malos métodos de refinamiento del aceite.

El problema principal con los aceites es que se oxidan muy rápido, lo que significa que empieza a echarse a perder cuando se expone al fuego y al aire. Normalmente las nueces y las semillas tienen una cáscara que las protege de esta circunstancia. Sin embargo, una vez que el aceite es extraído, empieza a deteriorarse. Si el aceite deteriorado se consume, entonces la deterioración continúa en el cuerpo formando radicales libres y dañando la función metabólica normal, un hecho que se conocía en algunas culturas antiguas porque solían usar formas de aceite o grasas saturadas. Los aceites saturados son más estables y no se oxidan como los aceites más líquidos que son una mezcla de grasas monoinsaturadas y poliinsaturadas. Así que entre más saturada sea la grasa menos probable es que se deteriore y cause daños a los tejidos y células.

La excepción parecen ser los aceites que se componen de manera equilibrada de grasas poliinsaturadas y monoinsaturadas. El aceite clásico utilizado en el Ayurveda -y en todo el Medio Oriente- es el aceite de ajonjolí. Nota que la siguiente tabla muestra que el aceite de ajonjolí es el más estable de todos los aceites vegetales y el que tiene menos posibilidades de oxidarse y causar la proliferación de radicales libres. Sin embargo, el uso del ghee (mantequilla clarificada) para cocinar es considerado como la mejor opción ya que no tiene altos niveles de grasas saturadas e incluso, es lo suficiente estable para no alterarse por las altas temperaturas de la cocción. El calor cambia todos los aceites y crea la posibilidad de que se oxidan rápidamente. Los científicos bioquímicos afirman que los aceites altos en grasas poliinsaturadas son los más propensos a deteriorarse a la hora de cocinar con ellos, por lo que no deberían utilizarse para freír alimentos. Esto también es el punto de vista ayurvédico. El ghee es el mejor aceite para cocinar seguido del de palma y el de ajonjolí. Todos los demás deberían evitarse en el consumo diario.

Clasificación bioquímica de diferentes aceites

Tipo de aceite	Saturado	Poliinsaturado	Monoinsaturado
Aguacate	18 %	8 %	74 %
Ajonjolí	**13 %**	**41 %**	**46 %**
Almendra	9 %	21 %	70 %
Cacahuete	18 %	22 %	60 %
Canola	6 %	34 %	60 %
Cártamo	8 %	79 %	13 %
Ghee	65 %	30 %	5 %
Girasol	8 %	66 %	26 %
Maíz	17 %	54 %	29 %
Nuez de coco	92 %	2 %	6 %
Oliva	10 %	8 %	82 %
Pepita de palma	83 %	1 %	16 %
Soja	14 %	58 %	28 %

Aún más importante que el tipo de aceite o grasa, es el proceso de preparación para su consumo. La mayor parte de los aceites que se utilizan en el mundo industrializado ya está oxidada por estar expuestos a temperaturas hasta de 315oC (600°F) o más en el proceso de refinamiento. Técnicamente el aceite se vuelve "sintético" por encima de los 160oC (320°F) cuando los ácidos grasos se convierten en ácidos grasos trans. Este tipo de cambio en el aceite explica todo tipo de enfermedades inesperadas como el colesterol alto, artritis, cáncer, y las enfermedades del corazón, por nombrar algunas. En pocas palabras, cuando se consume cualquier tipo de aceite, margarina o materia grasa refinados estás suprimiendo el sistema inmunológico, bloqueando la asimilación y uso normales de las grasas y destruyendo la función celular normal por el incremento de los radicales libres. Todos estos productos también contienen muchos químicos, o restos de químicos, utilizados en su proceso de manufacturación. También estos químicos tienen efectos en las células y tejidos que no ayudan al funcionamiento metabólico normal.

El peor ejemplo de aceite calentado es el tan conocido "escenario del restaurante". En este escenario el restaurante mantendrá el mismo aceite durante varios días para cocinar una y otra vez, como es el caso de las papas fritas. De hecho, este tipo de aceite es fatal por lo que la Ley Federal de Estados Unidos prohíbe el uso continuo de aceite para cocinar por esta razón. El nivel de oxidación se vuelve tan alto que el aceite, y cualquier tipo de comida que se cocine con éste, se vuelve venenoso.

Se extraen los aceites de la mejor manera a través de un proceso de extracción sin químicos ni calentamiento. A esto normalmente se le conoce como "aceite extraído en frío". Sin embargo, en la práctica esto es una forma muy costosa de extraer el aceite; con altas temperaturas y químicos se puede extraer más del doble de la cantidad de aceite. En la industria del aceite se sabe ya desde hace varias generaciones que las extracciones por calentamiento provocan que el aceite se oxide y deteriore, lo que ha ocasionado el uso de más químicos para prevenir futuros deterioros. En el proceso, todos los nutrientes y antioxidantes naturales son eliminados, por lo que desde el punto de vista ayurvédico, este alimento está muerto.

El aceite de canola se está volviendo muy popular debido a la clasificación bioquímica de los diferentes tipos de grasas que contiene. Sin embargo, desde el punto de vista ayurvédico no se lo puede considerar un buen aceite porque pasa por procedimientos extremos de refinamiento que lo convierten en un aceite muerto. El proceso de refinamiento usa enormes cantidades de químicos además de altas temperaturas. Deberías buscar los aceites que son extraídos a temperaturas no mayores de 38oC (100°F) y clasificados como aceites extraídos en frío.

Para ninguna constitución se recomiendan los alimentos fritos en abundante aceite. Las especias y cebollas ligeramente salteadas están bien, pero los alimentos fritos en abundante aceite forman toxinas en el sistema digestivo. El tipo kapha debería utilizar poco o nada de aceite para cocinar ya que no es necesario para su salud constitucional. El tipo vata necesita la mayor cantidad de aceite, pero también debería evitar los alimentos fritos en abundante aceite. El tipo pitta se ve muy afectado por cualquier tipo de alimentos fritos y alimentos grasosos y pesados, por lo que evitándolos es una manera importante para prevenir enfermedades. Es mejor utilizar los aceites no refinados en ensaladas y pastas.

En conclusión, una de las primeras cosas que hago con un cliente es cambiar sus hábitos de consumo de aceites y grasas. Si usa margarina o manteca le sugiero que cambie a la mantequilla en pequeñas cantidades. Si quieren, les recomiendo que empiecen a cocinar con ghee y sólo utilizar los aceites no refinados sin calentar o de poca temperatura de acuerdo con su constitución. Todos los aceites refinados se deberían tirar sin pensarlo. Trata de evitar ir a cualquier restaurante que sospeches que usa el mismo aceite por más de dos días ya que un día y medio es demasiado. La grasa de origen animal tiene sus propias desventajas y se discutirá más adelante.

Productos de origen animal

En el Ayurveda se usaron los productos de origen animal para el tratamiento de personas enfermas o débiles, por sus propiedades de construcción de los tejidos (músculo, grasa, entre otros), más rápido que cualquier otro alimento. Sin embargo, la opinión del Ayurveda es que la calidad de los tejidos es superior cuando se construyen con el método más largo de metabolizar los alimentos vegetales. La cuestión de si los productos de origen animal son buenos o malos no es tan importante, ya que es cierto que proporcionan beneficios nutricionales. Tampoco la importancia social o ambiental se tratará en esta sección, más bien, el asunto apremiante que se presenta es el estado verdadero de la carne y de las carnes de aves de corral en el mundo occidental actual.

La misma información que se dio en la sección sobre los productos lácteos aplica para la carne. En pocas palabras, está contaminada con hormonas, antibióticos y otros químicos, los cuales tienen un efecto negativo a largo plazo en la salud. Entonces, si te gusta la carne, por favor, por tu propia seguridad y salud, compra orgánica. Todos los químicos que se han mencionado hasta ahora en este curso, pesticidas, DDT, PCB, hormonas, antibióticos y muchos más, terminan en los tejidos de los animales que comes. Pero los niveles de concentración son sorprendentes; la concentración de los PCB, como cualquier otro químico no biodegradable llamado químico "persistente", fácilmente llega hasta más de 25 millones de veces la cantidad encontrada en el suministro del agua.

La grasa de origen animal es uno de los mejores lugares de asentamiento para estos químicos persistentes. Cuando comes alguna carne ingieres la misma alta concentración de químicos y no es posible eliminarlos del cuerpo. Por lo tanto, se acumulan hasta un nivel mortal o muy dañino. En mi opinión comer carne comercialmente producida es una forma lenta de suicidio debido a la acumulación de químicos tóxicos en los tejidos de los músculos y grasas. El uso tradicional de la carne en todas las culturas ha sido consumirla en pequeñas cantidades y es, hoy en día, su consumo excesivo lo que provoca un problema en el cuerpo humano.

El Ayurveda considera que la carne y la de aves de corral son mejores para el tipo vata ya que es el más débil físicamente. El tipo kapha debería tratar de no consumir productos de origen animal debido al hecho de que su contenido alto en grasas es extremadamente molesto. El tipo pitta está entre éstos dos y el consumo ocasional es aceptable. No es recomendable a la larga el consumo diario de carne o de aves de corral para ningún tipo constitucional.

Mariscos

Los mariscos son mejores para los tipos vata y kapha, ya que son demasiado calientes para las personas del tipo pitta. En el pasado, el pescado era una buena fuente alimenticia y tenía muchas cualidades positivas para las personas a las que les gusta algún tipo de carne en sus dietas. Sin embargo, esta no es la situación actual. El pescado, aunque le hagan mucha promoción en los medios de comunicación, no es una fuente alimenticia segura hoy en día. Los peces son los receptores de los mismos químicos fuertes y persistentes en el ambiente como cualquier otro producto de origen animal. Normalmente tienen niveles de los PCB de 2 a 3 millones de veces más altos que los del agua en la que habitan.

Estos químicos afectan directamente a la gente que los consume; no hace falta esperar años o generaciones, aunque pueda pasar. En un periodo corto de tiempo la gente que consumía pescado de los Grandes Lagos (Estados Unidos) notó cambios en su comportamiento, deterioro en el aprendizaje, perturbaciones hormonales (SPM o síndrome premenstrual, cáncer de mama, infertilidad) y otras cosas más insidiosas como sentimientos de depresión o falta de entusiasmo. El deterioro en el aprendizaje es el más fácil de comprobar y recordar por medio de los estudios.

Los crustáceos y los peces de aguas de poca profundidad tienen la mayor concentración de químicos persistentes y deberían evitarse por completo si te preocupas por tu salud a largo plazo. No existe ningún mar en el que no exista esta situación. De hecho, investigaciones han demostrado que algunos de los lugares más desolados del planeta tienen la mayor concentración de químicos en el agua, animales marinos y sus predadores.

Por lo mismo, esto hace que las algas marinas sean una fuente de alimentación bastante cuestionable. Es cierto que los niveles de químicos son muy bajos en las plantas marinas, no obstante, permanecen latentes. En el mundo actual es mejor opción comprar algas y algas marinas cultivadas lo que también aplica a aquellos que desean comer alimentos provenientes del mar. Escoge pescado criado en un ambiente controlado en un criadero de peces que no se alimentaron de harina animal; significará menos amenaza para tu salud que cualquier otra fuente. Hay mucho ruido en los medios acerca de ciertos aceites encontrados en el pescado y sus efectos positivos en el cuerpo. Estos mismos componentes se pueden encontrar en las semillas de lino sin los altos niveles de químicos peligrosos.

Edulcorantes

Todas las formas de azúcar son mal vistas por los nutricionistas bioquímicos y naturistas hoy en día. El Ayurveda no se opone al consumo de azúcar y otros edulcorantes cuando se utilizan correctamente de acuerdo a la constitución. Empieza a sonar como un disco rayado, pero es la refinación del azúcar lo que lo hace un químico destructor. El azúcar natural en sí es benéfico para el metabolismo -en pequeñas cantidades.

El consumo de 100 gramos de azúcar efectivamente suprime el sistema inmunológico durante 6 ó 7 horas. Tres latas de algún refresco te proporcionan más de los 100 gramos necesarios para que esa supresión inmunológica ocurra. El estadounidense promedio en 1996 consumía un total de 180 gramos de azúcares al día; lo que representa una cantidad suficiente para suprimir el sistema inmunológico durante todas las horas que estés despierto. El azúcar blanco refinado tiene muchos problemas asociados por ser refinado, lo cual es bien aceptado por la mayoría de los nutricionistas. Sin embargo, el alcance de los efectos nocivos sobre la salud es asombroso.

Existen numerosas enfermedades que pueden relacionarse con el consumo de azúcar refinada. Estas se incluyen, pero no se limitan, a las siguientes: escurrimiento de minerales del cuerpo, hiperactividad, ansiedad, deficiencias en el aprendizaje, falla renal, algunos cánceres, interferencia con la absorción de minerales tales como el calcio, artritis, cálculos biliares, esclerosis múltiple, diabetes y cambios en el pH de la sangre y el plasma.

El azúcar refinado es absorbido muy rápidamente en el torrente sanguíneo y daña la función normal de las enzimas por su acción rápida. Normalmente, los alimentos tienen que descomponerse antes de absorberse en el cuerpo. No es el caso del azúcar blanco, el cual ya está excesivamente refinado. Por lo tanto, las enzimas del cuerpo son alteradas por esta acción directa que después constriñe al hígado, el estómago y páncreas que equilibra las cantidades excesivas de azúcar en la sangre causadas por la digestión inmediata del azúcar blanco. Esto cansa el sistema y provoca variaciones de energía, lo cual, con el tiempo, distorsionará el metabolismo del páncreas y del agua (desde el punto de vista ayurvédico). La parte física del azúcar también tiende a establecerse en el duodeno y fermentarse. Debido a que la fermentación del azúcar es bien conocida en la producción del alcohol no debería de sorprendernos que grandes cantidades de azúcar se fermenten en el cuerpo y tengan el mismo efecto que el alcohol en el hígado y la sangre.

Existe poca duda de que el azúcar refinado sea totalmente nocivo para la salud; no tiene ningún valor nutricional pero sí muchos efectos dañinos. Pero, ¿deberíamos deshacernos de él? El azúcar no refinado posee muchos minerales y es un alimento complejo que el cuerpo puede usar en pequeñas cantidades en la mayoría de los casos, sin problemas. Si eres adicto al azúcar entonces es mejor evitarlo por completo hasta que hayas reeducado a tu metabolismo a funcionar bien sin consumirla. La miel también es un buen alimento complejo que tiene un efecto muy diferente en el cuerpo al del azúcar.

Como se aplica a cualquier alimento, debes averiguar que sean seguras la calidad y la fuente del alimento y que sea de algún beneficio para ti. La miel y el azúcar crudo y no refinado no deberían cocinarse ni calentarse en el proceso de extracción. La cocción o el calentamiento daña la estructura de los edulcorantes y los hace difíciles de digerir; el Ayurveda dice que la miel se convierte en toxina cuando se calienta. La clave está en utilizar los edulcorantes con moderación. Las cantidades excesivas de azúcar refinada encontradas en todos los alimentos procesados (sólo lee la etiqueta de cualquier envase, caja o botella) son las que desequilibran el metabolismo. Esta es una razón mayor para eliminar los alimentos refinados y procesados de la dieta. Incluso, si no consumes azúcar directamente, pero aún comes alimentos procesados, tu consumo total de azúcar será mayor de 100 gramos al día.

Desde el punto de vista ayurvédico los edulcorantes son mejores para los tipos vata y pitta y no se recomiendan del todo para el tipo de personas kapha. Este último es el que se verá más atraído por el consumo de azúcar, pero son los que deberían evitarlo por completo. Pequeñas cantidades de miel son aceptables para el tipo kapha. El tipo pitta debería evitar completamente la miel y en vez, utilizar el azúcar no refinado. El tipo vata puede utilizar el que quiera.

Debería notarse que hay muchos sustitutos del azúcar disponibles en el mercado, pero, se ha demostrado en estudios de laboratorio que los más viejos tienden a ser cancerígenos. Sin embargo, mientras estoy escribiendo, está apareciendo un sinnúmero de nuevos estudios relacionando muchos de los más nuevos edulcorantes artificiales ampliamente utilizados, con el cáncer. Esto debería estudiarse más detenidamente ya que la mayoría de refrescos contienen estos edulcorantes. Además del azúcar, hay muchos efectos negativos de los refrescos gaseosos que se verán en la sección sobre bebidas. Desde el punto de vista ayurvédico, ningún edulcorante artificial se puede recomendar. De hecho, deberían evitarse a toda costa.

Hay muchos libros disponibles en donde se explica la manera de descartar el azúcar si eres realmente adicto. Realmente sugiero romper con este hábito para que disfrutes la libertad de una vida sana sin enfermedades ni antojos. Sin embargo, debería notarse que la mayor parte de mis pacientes encuentran que deshacerse del azúcar refinado es fácil cuando empiezan a comer una dieta basada en alimentos integrales.

Especias

Las especias son utilizadas en el Ayurveda como antídoto en cada constitución; también juegan un papel importante en la producción y mantenimiento de las enzimas. Son papeles extremadamente importantes, así que se entiende que las hierbas y especias tengan la clave del buen funcionamiento del sistema de nutrición ayurvédico.

El uso de las especias es un arte y una ciencia -el arte de cocinar y la ciencia de la medicina herbolaria. En esta sección, se presentarán las especias y hierbas básicas para cada tipo constitucional. Como ya subrayado, la medicina Ayurveda empieza con la nutrición y el estilo de vida, es decir, el fundamento de una buena salud desde el punto de vista ayurvédico, es una buena digestión y al respecto, las hierbas y las especias son el punto clave por promover la función de las enzimas. Cambiar la especia de acuerdo con la cualidad de los alimentos permite que las enzimas brinden un mayor apoyo, y mejoren tu capacidad digestiva. El uso excesivo de especias puede tener el efecto contrario y así desequilibra el metabolismo.

Si uno pone atención a la calidad de los alimentos que se preparan y a la constitución de la persona que los come, se pueden usar especias para cambiar la cualidad de los alimentos de acuerdo con cada persona. En el Ayurveda a esto se le llama antidotar. La esencia de saber utilizar las especias recae en las cualidades básicas de los tres tipos, o sus atributos, que se discutirán en la tercera parte de este curso. El conocer las cualidades y atributos básicos de cada tipo, o los tipos mixtos, hace que sea posible ajustar adecuadamente la cualidad de los alimentos. Estos ajustes son posibles por existir clasificaciones tradicionales tanto para las especias como para los alimentos. Por consiguiente, el utilizar las especias que corresponden a nuestra constitución nos permite mantenernos sanos. Además, al conocer las cualidades de un alimento específico podemos cambiar esa cualidad utilizando una especia en específico, el resultado de lo cual será un antídoto para un alimento que de otra manera puede que no se adecúe a nuestra constitución.

Son necesarios algunos ejemplos. Un tipo vata que come galletas secas (ligeras, secas, frías, duras) entre comidas por la tarde, incrementará las cualidades secas, ligeras, etcétera en el cuerpo, lo que conducirá a los siguientes problemas si se hace de manera regular: sequedad en el colon, gases, estreñimiento, piel seca, cólicos, dolores abdominales y una disminución en la función de las enzimas. Puede parecer extremista desde un punto de vista moderno, especialmente si vemos ¡una inocente galletita! Pero, realmente, éste sería el resultado de comer galletas regularmente entre comidas para un tipo vata, de acuerdo con el Ayurveda. Un queso que es alto en grasa podría ser un antídoto y equilibraría las cualidades secas y ligeras de la galleta.

Otro ejemplo del antidotar es que las peras cocidas podrían crear, constitucionalmente hablando, alguna molestia leve al tipo kapha y la adición de canela, clavo y jengibre en pequeñas cantidades evitaría algún efecto negativo. Obviamente éstas son especias que calientan y que "aligeran" la calidad "pesada" de las peras cocidas. También pueden verse ejemplos más extremos como usar pimienta negra con el queso para ayudar a contrarrestar sus atributos: húmedo, denso y pesado.

Lo importante con las especias es entender el principio detrás de su uso. Este principio se aplica para cualquier tipo de gastronomía - italiana, mexicana, francesa, americana, e incluso, créanlo o no, ¡inglesa! La gente equivocadamente asume que cocinar o condimentar de acuerdo con el Ayurveda significa tener que comer comida hindú. Éste es un malentendido en el que se perdió el punto básico de comprender los atributos individuales de los alimentos. Las especias sólo se utilizan para ajustar los atributos de los alimentos al individuo que los consuma.

La cuestión de usar especias para incrementar la función de las enzimas no se puede respaldar por estudios bioquímicos, incluso si existiera alguno. La razón de esto es que es la combinación de varias especies, de acuerdo a la constitución, que funciona para incrementar la función de las enzimas. Una vez más, esto es más cercano al modelo cuántico de la física que al modelo mecánico porque funciona en múltiples niveles -degustación, interacción con los alimentos, interacción con otras especias, la interacción total de alimentos y especias, la reacción química en el sistema digestivo, la interacción con el placer de comer alimentos bien condimentados, el ambiente para comer y finalmente, la suma total de todos estos factores. Por lo tanto, debemos confiar en la información tradicional y usar especias. Mi experiencia personal en la práctica profesional respalda este enfoque. Animo a todos a que lo intenten antes de expresar una opinión.

A continuación una lista de hierbas y especias benéficas para ayudar a la función de las enzimas de acuerdo a la constitución:

Especias benéficas para el tipo vata
- cardamomo
- hinojo
- comino
- asafétida

Especias benéficas para el tipo pitta
- comino
- hinojo
- cilantro

Especias benéficas para el tipo kapha:
- jengibre
- pimienta negra
- alholva
- comino

Se pueden comprar estas especias resecas y frescas y molerlas en un moledor para café (¡no lo necesitarás después de leer la siguiente sección!) hasta que se haga polvo. Toma media cucharada cafetera de este polvo con un poco de agua tibia, antes, durante o justo después de comer -las comidas principales son las más importantes. El tipo kapha también puede comer pedazos crudos de raíz de jengibre fresca - rebanada en cuatro y seis pedazos - justo antes comer. Sin embargo, el jengibre fresco es un método fuerte para la mayoría de los occidentales y he obtenido buenos resultados con gente que sólo utiliza las especias molidas. El método del jengibre crudo puede también utilizarse por el tipo vata que tiene mala digestión y apetito, pero se debería evitar por el tipo pitta.

Bebidas

De acuerdo con el Ayurveda lo que tomas es lo que apoya directamente a tu plasma y al sistema linfático. Los líquidos puros que tomamos se convierten en un medio sutil de energía cinética que es cargada de inteligencia. Consumir líquidos que están muertos, es decir, artificiales, no ayudará ni creará esa energía cinética inteligente. La ciencia moderna sabe que el sistema linfático y el plasma constituyen un lugar principal de la función inmunológica y que un sistema linfático que funciona correcta y saludablemente es una clave para una buena respuesta inmunológica. Lo que no saben es que, de acuerdo con el Ayurveda, las bebidas contribuyen directamente al estado de salud linfática.

Con esto en mente se debería cuestionar el consumo de refrescos sintéticos que, por su naturaleza química, producen linfa de poca calidad; también contienen grandes cantidades de azúcar refinado (la mayoría de los refrescos contienen 40 gramos por envase). Esta doble acción tiene fuertes efectos degenerativos en el sistema inmunológico y en la salud en general. Además, los riñones que son órganos de filtración del plasma y la sangre, dependen directamente en cuestión de su salud de la forma del líquido consumido por el individuo. El Ayurveda concibe a las funciones renal y suprarrenal como interdependientes; consecuentemente, cualquier debilidad o daño a los riñones afectará la función suprarrenal que, desde la perspectiva bioquímica, es lo más importante para controlar las funciones endocrinas (hormonales) de la digestión, dolores y muchas otras tareas metabólicas. Esto significa que, desde el punto de vista ayurvédico, el consumo de refrescos sintéticos artificiales no sólo tendrá, a la larga, efectos negativos en la inmunidad, sino también en la digestión, inflamación, mantenimiento del calor corporal, lubricación, digestión de azúcares simples y la función hormonal.

Probablemente lo más importante que puedes hacer por tu salud es dejar de tomar todo tipo de refresco sintético, incluso, la ingesta ocasional es perjudicial ya que los refrescos dejan escurrir los minerales del cuerpo. El efecto de esos "alimentos vacíos" no es neutro. No tienen ningún valor nutricional en lo absoluto y eliminan minerales importantes del cuerpo. El agua pura, los jugos vegetales y frutales, o los tés herbales son mucho mejores sustitutos. Todos, en algún momento, tienen que haber probado un refresco de cola caliente o tibio, y todos saben por experiencia propia qué tan feo sabe eso, lo que nos lleva a adivinar por qué estos tipos de bebidas tienen que servirse helados. Es que el hielo entumece las papilas gustativas y deja que las sustancias que tienen mal sabor pasen inapercibidas al sistema.

Las bebidas muy frías también suprimen la función de las enzimas en el cuerpo. La segunda cosa que puedes hacer por tu salud es dejar de tomar cualquier bebida muy fría, especialmente a la hora de la comida. No existe manera más rápida y segura para suprimir la función digestiva que tomar agua o bebidas heladas durante la comida. Si dudas y tienes problemas digestivos, sólo cambia este aspecto en tu dieta y ve si tus problemas no desaparecen o mejoran.

Tomar grandes cantidades de líquidos antes o después de la comida también diluye considerablemente la función de las enzimas por lo que debería evitarse. Lo mejor para todas las constituciones es beber pequeñas cantidades de agua durante la comida, agua tibia para los tipos vata y kapha o agua a temperatura ambiental para el tipo pitta. La tarea del estómago es mezclar y licuar sus contenidos; si no hay el suficiente líquido, su trabajo se vuelve difícil. Si hay demasiado líquido, también efectúa mal su trabajo, así que tomar con moderación en la comida facilita el proceso.

Me espanta el excesivo consumo diario de café en los Estados Unidos. Puedo entender que a la gente le guste tomar dos ó incluso tres tazas de café al día, pero al ver que se llenan vasos de un litro una y otra vez en los restaurantes, en las gasolineras, e incluso, en los distribuidores automáticos, me doy cuenta que este país tiene un problema mayor con una droga potente y muy adictiva. Algunos investigadores opinan que si la cuestión del café se presentara ante la FDA (Administración de Alimentos y Drogas), hoy en día estaría clasificado como una medicina con receta porque sus efectos son demasiado fuertes.

El Ayurveda no está en contra del café en pequeñas cantidades, sin consumirse con frecuencia y en el momento justo para los tipos pitta y kapha. El café es rara vez recomendado para el tipo vata y causará estreñimiento (o lo opuesto con el tiempo, la necesidad del café para poder defecar), la piel y el cabello secos, insomnio, síntomas premenstruales, síntomas de la premenopausia como bochornos, problemas renales y supresión suprarrenal, por nombrar algunos problemas. Los otros tipos también pueden padecer de estos problemas que causa el café. El problema principal es las cantidades que se toman y las horas en las que se consume.

El café tiene una acción astringente y, de hecho, puede ayudar al proceso digestivo cuando se toma en pequeñas cantidades después de la comida. Sin embargo, cuando se toma antes de la comida corta el proceso digestivo y suprime el apetito. Pero si lo consumes para bajar de peso o evitar tener hambre afectará la función suprarrenal y, para muchas mujeres, contribuirá mucho a todas las formas de síntomas premenstruales y de la premenopausia. Si eres mujer y se presenta cualquier problema de estos relacionados con tu ciclo menstrual, sugiero que dejes por completo de tomar café y azúcar. Puede llevar varios meses, pero es la experiencia de muchas mujeres que la mayoría, o todos, de sus problemas desaparecen después de hacerlo.

Aunque los hombres no padezcan de estos problemas, tenderán a presentar una función mental demasiado activa, insomnio, ansiedad, nervios, problemas estomacales, malhumor, cáncer pancreático y problemas del corazón. Las mujeres también pueden presentar estos problemas acompañados de abortos, cáncer de mama e incluso, si se toma café durante el embarazo, malformaciones del feto (desde 1980, la FDA recomienda que las mujeres embarazadas eviten el café). En muchos aspectos, los hombres tienen menos suerte porque no tienen un sistema de advertencia mensual que los alerte cuando están sobrecargando los sistemas nervioso y endocrino por tomar grandes cantidades de café. Muy a menudo esto trae trágicos resultados como un ataque de apoplejía repentino o al corazón que mata a hombres adultos entre 40 y 50 años de edad. ¡Todo esto sólo por un litro al día! Realmente, no se necesita tomar un litro al día para tener estos efectos, sin embargo si tomas grandes cantidades (más de una taza) las posibilidades de que provoques estos problemas aumenta muy rápido. Incluso, se han demostrado que dos tazas al día aumentan los niveles de colesterol. Tu médico o nutricionista bioquímico probablemente te diga esto, pero existen numerosos estudios en el mundo científico que apoyan estas afirmaciones.

Si se es adicto al café es mejor intentar quitarse el hábito ya que tiene muchos efectos secundarios negativos. El café también se prepara con muchos químicos y el tipo descafeinado es, incluso, peor que el café no descafeinado o "normal", ya que los químicos utilizados en el proceso son venenosos para el sistema humano. Sería mejor desde el punto de vista ayurvédico que compraras tus propios granos de café orgánico y molerlos cada vez que quieras una taza de café dado que el café previamente molido se oxida rápidamente. Alternativamente, se puede tomar té como sustituto del café.

El té, en pequeñas cantidades, tiene propiedades medicinales. Cada taza servida tiene la tercera parte de cafeína que el café (y de otro tipo) y por lo tanto afecta menos al cuerpo. Sin embargo, todos los tipos también pueden abusar del té; de nuevo, el tipo vata será el más sensible al té. Actualmente hay un interés creciente en el té verde, que es la hoja no fermentada de la planta que también se ocupa para hacer el té negro. El té tiene propiedades antioxidantes y puede utilizarse con efecto en algunos problemas de salud; en este aspecto, el té verde es más fuerte que el negro. No recomiendo el uso diario de ninguno ya que también con el tiempo hará estragos en las funciones renal y suprarrenal. En estudios sobre población se ha demostrado que tomar café o té con leche reduce la tasa de cáncer estomacal e indigestión ácida por consumo de café o té, y puede ayudar a desminuir los efectos negativos. La leche de soja o de arroz puede sustituirse por la de vaca.

El Ayurveda dice que la mejor bebida es el agua de manantial, pero, la mayoría de nosotros no tenemos manantiales a la mano, así que debemos encontrar una buena fuente de agua para nuestra salud. La calidad del agua es extremadamente importante para la salud y cualquier plan nutricional a largo plazo. Hay muchos filtros de agua disponibles hoy en día y el tipo que necesites dependerá de la calidad del agua de tu localidad y tu presupuesto. El Ayurveda considera que el agua embotellada es, generalmente hablando, muerta ya que no está oxigenándose. Obviamente, los metales pesados y los altos contenidos de químicos deberían evitarse. Si el agua que tomas sabe mal es un buen indicador de que necesitas hacer algo lo antes posible.

Ocupa el dinero que habrías gastado en todas las otras formas de bebidas y compra un buen filtro de agua. Si el agua no te satisface lo suficiente exprímele un limón (para los tipos vata y kapha) o un poco de jugo de manzana sin colar (para los tipos pitta). Los tés herbales también están fácilmente disponibles y pueden ser buenas bebidas tomadas a diario.

Todas las bebidas alcohólicas deberían tomarse con moderación o no del todo por obvias razones. El vino en pequeñas cantidades puede ser un estimulante digestivo muy bueno para los tipos vata y kapha, incluso el tipo pitta puede tomar pequeñas cantidades de vino tinto añejo y maduro. Los vinos blancos baratos deberían evitarse por todas las constituciones. La cerveza puede tomarse más en verano que en invierno y es más indicada para los tipos vata y pitta. La levadura en la cerveza puede causarles problemas a los tipos kapha. Todos deberían evitar el licor fuerte, ya que es demasiado concentrado. Son aceptables algunos usos medicinales (¡cómo para la llegada de tu suegra!).

La ingesta ocasional de jugos de frutas o verduras es buena para todos y tiene muchos efectos benéficos para la salud. Véanse las clasificaciones individuales de cada fruta y hortaliza, para saber cuál es mejor para tu constitución dado que sus propiedades varían mayormente.

El último punto es el del consumo de los líquidos. Algunas personas preconizan la toma diaria de grandes cantidades de agua y/o líquidos. La regla general es la siguiente: el tipo vata necesita tomar mucha agua, el tipo pitta una cantidad moderada, y el tipo kapha, menos. Para los tipos vata o pitta que tienen la piel seca, problemas de la piel o señales de temperatura corporal excesiva, se puede tomar agua tibia por las mañanas muy temprano cuando se levantan (entre medio a un litro en una sola vez). El tipo vata puede tomar varios vasos de agua tibia al levantarse (hasta un litro). Durante el resto del día sólo debería beber cuando tenga sed. Excepciones pueden ser: el estar de viaje, climas cálidos, exposición directa al sol o insolación y ejercicio. El tipo kapha necesita un poco o nada de agua y sólo debería beber cuando tenga sed. Si tienes sed todo el tiempo entonces tu metabolismo no está funcionando correctamente; véase la quinta parte de este curso. Ajusta a tus necesidades el consumo de líquidos y no a la teoría en boga y recuerda que si un tipo kapha toma dos o más litros de agua al día engordará; al tipo vata se secarían los riñones; y que sólo el tipo pitta soportaría esa cantidad de agua de manera regular.

Vitaminas y Minerales

Se hablará de los suplementos de manera más específica en la quinta parte de este curso, pero aquí podemos hablar de ellos de acuerdo a su significado bioquímico general. El Ayurveda tiene una perspectiva diferente al respecto que, comúnmente, es malentendido; no obstante no está en desacuerdo con los suplementos dietéticos como un medio para mejorar la salud. Esto es especialmente cierto para aquellas personas con serios problemas de dieta y de salud, sin embargo, debería enfatizarse que si usan suplementos cuando se está enfermo es necesario la supervisión de un profesional que tenga experiencia en el campo. Grandes dosis de vitaminas u otros suplementos pueden dañar el funcionamiento normal del metabolismo y, más aún, agravar alguna enfermedad ya existente.

Generalmente, el tipo vata necesita más suplementos, el tipo pitta las necesita en moderación y el kapha raramente. Esto sigue la tendencia general que el tipo vata es físicamente menos fuerte y necesita más nutrientes que los otros tipos. El tipo kapha tiende a tener un exceso de nutrientes, a menudo con sobrealimentación y por lo tanto necesita poco o nada de suplementos. El tipo pitta está entre los otros dos pero debería evitar grandes dosis de suplementos ácidos como la vitamina C.

Dependerá en gran medida de tu dieta si consumes vitaminas y minerales. Si sigues una dieta estándar americano (S.A.D. - Standard American Diet, en inglés.), con seguridad necesitarás tantas (probablemente más) vitaminas, minerales y elementos de rastro como sea posible. Pero, de acuerdo con el Ayurveda, esto no le proporcionará salud. Siguiendo los principios ofrecidos en este curso, le permitirá tomar una cantidad mínima o ningún suplemento dependiendo de una variedad de factores discutidos en este curso. Por lo tanto, la pregunta más importante es, ¿dónde y qué comes? Esto determinará la cantidad de suplementos que necesitas.

Hay una idea falsa, desde el punto de vista ayurvédico, de que tomar vitaminas te permitirá comer en restaurantes, comida chatarra, comida rápida o comida enlatada y congelada. Es absolutamente falso que exista un sustituto para todos los alimentos integrales y frescos en su estado natural. El depender de químicos o "super alimentos" no fomentará un correcto funcionamiento metabólico a lo largo del tiempo. Se pueden utilizar suplementos para necesidades de corto plazo o para luchar contra una enfermedad, pero en absoluto son el fundamento de una buena nutrición. Conozco personalmente a muchas personas en el mundo que están sanas y son productivas y que nunca toman vitaminas. En el mundo de hoy, existe una preocupación real de que no hay los suficientes nutrientes en los alimentos. La única manera de contrarrestar esa carencia es comer alimentos orgánicos, incrementar las funciones digestiva y de las enzimas y sólo entonces se puede contemplar la adición de suplementos a la dieta, nunca antes.

Para quienes sienten una fuerte necesidad de tener pruebas bioquímicas de muchas de las afirmaciones sobre la alimentación y nutrición expuestas en este curso, sugiero que lean el siguiente libro por Paul Pitchford: La curación con alimentos integrales. Mientras no esté de acuerdo que se puede usar sistemas nutricionales constitucionales "energéticos" y orientales en conjunto con un modelo bioquímico–mecánico, el Sr. Pitchford lo intentó y logró un excelente trabajo. Sin embargo, el libro es un buen ejemplo de cómo, en vez de llevar el modelo mecánico al más alto nivel del más amplio modelo cuántico, ocurre lo contrario y la cuántica termina en una caja con límites bien definidos. Personalmente, siento que este intento perjudica las dos visiones de la vida ya que ambas tienen contribuciones valiosas que hacer a la salud y nutrición.

Mientras pueda parecer al lector que me estoy extendiendo innecesariamente en muchos de los aspectos negativos de los problemas del medio ambiente en la cadena alimenticia, sería, en mi opinión, una perspectiva falsa de la nutrición moderna eliminar esta información. Hoy en día estos contaminantes tienen un mayor efecto sobre nuestra salud, y se necesita una conciencia social de inmediato para cambiar esta situación; aquí expongo sólo la punta del iceberg. Además, el propósito de este curso es introducir el sistema nutricional y constitucional ayurvédico en una sociedad moderna. El no cuestionar el estado actual de nuestra sociedad, nuestro medio ambiente y su cadena alimenticia contaminada, sería un fallo en adaptar la metodología ayurvédica y el entendimiento de la nutrición a la cultura occidental.

Vaidya Atreya Smith

9

TABLAS ALIMENTICIAS SEGÚN LA CONSTITUCIÓN

Esta lección presenta las tablas alimenticias que proporcionan consejos más específicos para cada constitución. Para obtener los mejores resultados, se deben utilizar las tablas en el contexto de la totalidad del curso. Tomar en cuenta nada más que estas tablas te ayudará, pero existen muchos más aspectos acerca de la nutrición que simplemente conocer los alimentos que comes. Por lo tanto, obtendrás mucho mejores resultados si consultas las tablas en conjunto con toda la restante información del curso.

Se ha hecho un esfuerzo para distinguir entre los alimentos muy molestos y levemente molestos de acuerdo a la constitución. La distinción también se aplica a la condición opuesta -los alimentos muy benéficos y levemente benéficos-. En los dos casos se intentó demostrar las diversas cualidades de un alimento con relación al individuo. Las tablas a continuación se formularon de la misma manera que las incluidas anteriormente en esta segunda parte del curso, lo que quiere decir, que se puede abusar de cualquier alimento y por consiguiente, rara vez se encuentra un alimento al 100% bueno y de la misma forma, rara vez se come un alimento una vez por semana, o sea un alimento que te hará daño al 0%.

Se tiene que señalar que se necesita comer una variedad de alimentos en el curso de una semana. Si comes un cierto tipo de alimento todos los días, día tras día, habrá más posibilidad de que te afecte y te cree molestias en tu metabolismo. Para dar un ejemplo, podrías ser un tipo vata y comes una toronja cada mañana. Después de algún tiempo, esto te podría crear un problema, así que sería mejor comer una toronja tres o cuatro veces por semana y una naranja o otra fruta los otros días de la mañana. Esto prevendrá que te vuelvas hipersensible a algún alimento en particular y por lo mismo te proporcionará una gama más amplia de nutrientes provenientes de diversos alimentos.

Comer una amplia variedad de alimentos es la mejor manera de ingerir una amplia gama de nutrientes y, comer los mismos alimentos todo el tiempo da como resultado la ingesta de una gama más estrecha de nutrientes y así se crea la posibilidad eventual de malnutrición. Además, es más placentero al paladar el comer una variedad de alimentos que un solo alimento una vez tras otra. Por favor, refiérete a la primera parte del curso en cuanto al estilo de vida y las mejores horas del día para comer. Al comer así, tu salud y desempeño personal se optimizarán.

Tablas alimenticias para el tipo vata

Tipo vata / Fruta

Tipo de alimento	Efecto del alimento en la constitución					
	Lo mejor 100%	Bueno 80%	Regular 60%	De vez en cuando 40%	Rara vez 20%	Lo peor 0%
Cerezas		X				
Ciruelas pasa		X				
Dátiles		X				
Frambuesas		X				
Fresas		X				
Higos		X				
Limas		X				

Limones		X			
Mango		X			
Papaya		X			
Piña		X			
Toronja		X			
Uvas		X			
Albaricoques			X		
Caquis			X		
Ciruelas			X		
Duraznos			X		
Granadas			X		
Manzanas (cocidas)			X		
Naranjas			X		
Peras			X		
Plátanos			X		
Manzanas (crudas)				X	
Arándanos					X
Melones (todos)					X
Fruta seca						X

Tipo vata / Verduras

Tipo de alimento	Efecto del alimento en la constitución					
	Lo mejor 100%	Bueno 80%	Regular 60%	De vez en cuando 40%	Rara vez 20%	Lo peor 0%
Cebolla cocida	X					
Aguacate		X				
Algas marinas		X				
Batata / camote		X				
Betabel		X				
Chile		X				
Cilantro		X				
Perejil		X				
Rábano		X				
Zanahorias		X				
Alcachofa			X			
Berenjena			X			
Berros			X			
Calabacín			X			
Calabaza			X			
Chicharros			X			
Ejotes/judías verdes			X			
Hojas de mostaza			X			
Maíz			X			

Nabos			X		
Patatas / Papas			X		
Pimiento morrón			X		
Quingombó			X		
Tomates			X		
Acelgas				X	
Apio				X	
Coliflor				X	
Espárragos				X	
Espinacas				X	
Germinadas (todas)				X	
Pepino				X	
Brécol / brócoli					X
Cebolla (cruda)					X
Col					X
Coles de Bruselas					X
Champiñones					X
Lechuga					X
Verduras crudas						X

Tipo vata / Granos

Tipo de alimento	Efecto del alimento en la constitución					
	Lo mejor 100%	Bueno 80%	Regular 60%	De vez en cuando 40%	Rara vez 20%	Lo peor 0%
Trigo	x					
Arroz Basmati		X				
Arroz integral		X				
Avena		X				
Cuscús		X				
Amaranto			X			
Quínoa			X			
Cebada				X		
Centeno				X		
Maíz				X		
Mijo				X		
Trigo sarraceno				X		
Arroz blanco					X	
Granola					X	
Granos secos o no cocidos						X

Tipo vata / Leguminosas

Tipo de alimento	Efecto del alimento en la constitución					
	Lo mejor 100%	Bueno 80%	Regular 60%	De vez en cuando 40%	Rara vez 20%	Lo peor 0%
Frijoles Adzuki			X			
Habas mungo		X				
Tofu			X			
Alubias pintas					X	
Dal					X	
Garbanzos					X	
Judías Lima					X	
Judías pintas					X	
Lentejas					X	
Chícharos secos						X
Habas de soja						X

Tipo vata / Nueces y semillas

Tipo de alimento	Efecto del alimento en la constitución					
	Lo mejor 100%	Bueno 80%	Regular 60%	De vez en cuando 40%	Rara vez 20%	Lo peor 0%
Almendras (mondadas)		X				
Nueces		X				
Pacanos		X				
Piñones		X				
Anacardos / nueces de la India			X			
Avellanas			X			
Nueces de Brasil			X			
Nueces de Macadamia			X			
Semillas de ajonjolí			X			
Nuez de coco				X		
Pepitas				X		
Semillas de girasol				X		

Tipo vata / Lácteos

Tipo de alimento	Efecto del alimento en la constitución					
	Lo mejor 100%	Bueno 80%	Regular 60%	De vez en cuando 40%	Rara vez 20%	Lo peor 0%
Ghee	X					
Suero de la leche	X					
Crema		X				
Crema agria		X				
Kéfir		X				
Leche entera		X				
Mantequilla		X				
Queso cottage		X				
Yogurt		X				
Queso			X			
Helado					X	

Tipo vata / Productos animals

Tipo de alimento	Efecto del alimento en la constitución					
	Lo mejor 100%	Bueno 80%	Regular 60%	De vez en cuando 40%	Rara vez 20%	Lo peor 0%
Huevo		X				
Pescado (todo)		X				
Pato			X			
Pavo			X			
Pollo			X			
Mariscos				X		
Borrego					X	
Carne de vaca / res					X	
Puerco						X

Tipo vata / Aceites

Tipo de alimento	Efecto del alimento en la constitución					
	Lo mejor 100%	Bueno 80%	Regular 60%	De vez en cuando 40%	Rara vez 20%	Lo peor 0%
Ajonjolí	X					
Ghee	X					
Aguacate		X				
Almendra		X				
Mantequilla		X				
Oliva		X				
Cacahuete			X			
Girasol			X			
Mostaza			X			
Nuez de coco			X			
Cártamo				X		
Maíz				X		
Soja				X		
Canola					X	
Margarina						X

Tipo vata / Edulcorantes

Tipo de alimento	Efecto del alimento en la constitución					
	Lo mejor 100%	Bueno 80%	Regular 60%	De vez en cuando 40%	Rara vez 20%	Lo peor 0%
Azúcar de palmera	X					
Azúcar no refinada		X				
Jarabe de maple / arce		X				
Melaza		X				
Fructosa			X			
Miel			X			
Azúcar moreno					X	
Azúcar blanco						X
Edulcorantes artificiales						X

Tipo vata / Especias

Tipo de alimento	Efecto del alimento en la constitución					
	Lo mejor 100%	Bueno 80%	Regular 60%	De vez en cuando 40%	Rara vez 20%	Lo peor 0%
Ajo	X					

Asafétida	X				
Cardamomo	X				
Hinojo	X				
Nuez moscada	X				
Albahaca		X			
Alholva		X			
Canela		X			
Clavos		X			
Comino		X			
Coriandro		X			
Cúrcuma		X			
Jengibre		X			
Sal gema		X			
Hierbabuena			X		
Mostaza			X		
Pimienta de Cayena			X		
Pimienta negra			X		
Rábano picante			X		
Sal marina			X		

Tipo vata / Bebidas

Tipo de alimento	Efecto del alimento en la constitución					
	Lo mejor 100%	Bueno 80%	Regular 60%	De vez en cuando 40%	Rara vez 20%	Lo peor 0%
Leche	X					
Jugo de fruta ácida		X				
Té herbal (tónico o de especias)		X				
Agua			X			
Jugo de fruta dulce			X			
Cerveza				X		
Té (negro o verde)				X		
Vino				X		
Alcohol fuerte						X
Bebidas heladas						X
Café						X
Refrescos						X

Tipo vata / Vitaminas y minerales

Tipo de alimento	Efecto del alimento en la constitución					
	Lo mejor 100%	Bueno 80%	Regular 60%	De vez en cuando 40%	Rara vez 20%	Lo peor 0%
Vitamina C	X					
Vitamina A		X				
Vitamina D		X				
Vitamina E		X				
Calcio			X			
Zinc			X			
Vitamina B compleja					X	
Vitamina K					X	
Hierro						X

Listas alimenticias para el tipo pitta

Tipo pitta / Fruta

Tipo de alimento	Efecto del alimento en la constitución					
	Lo mejor 100%	Bueno 80%	Regular 60%	De vez en cuando 40%	Rara vez 20%	Lo peor 0%
Dátiles	X					
Granadas	X					
Manzanas	X					
Arándanos		X				
Caquis		X				
Ciruelas pasa		X				
Hijos		X				
Melones (todos)		X				
Peras		X				
Piñas		X				
Uvas		X				
Ciruelas			X			
Frambuesas			X			
Mangos			X			
Naranjas			X			
Albaricoques				X		
Cerezas				X		

Duraznos				X		
Fresas				X		
Papaya				X		
Plátanos				X		
Limas					X	
Limones					X	
Toronja					X	

Tipo pitta / Verduras

Tipo de alimento	Efecto del alimento en la constitución					
	Lo mejor 100%	Bueno 80%	Regular 60%	De vez en cuando 40%	Rara vez 20%	Lo peor 0%
Apio	X					
Cilantro	X					
Coliflor	X					
Germinados de alfalfa	X					
Germinados de girasol	X					
Brécol / brócoli		X				
Col		X				
Coles de Bruselas		X				
Champiñones		X				

Chicharros		X				
Ejotes/judías verdes		X				
Espárragos		X				
Lechuga		X				
Pepino		X				
Quingombó		X				
Calabaza			X			
Calabacín			X			
Maíz			X			
Patatas / papas			X			
Perejil			X			
Pimientas morrones			X			
Verduras crudas			X			
Acelgas				X		
Algas marinas				X		
Batata / camote				X		
Berenjena				X		
Berros				X		
Betabel				X		
Cebolla cocida				X		

Espinacas				X		
Hojas de mostaza				X		
Nabos				X		
Rábano				X		
Zanahorias				X		
Aguacate					X	
Tomates					X	
Cebolla cruda						X
Chili						X

Tipo pitta / Granos

Tipo de alimento	Efecto del alimento en la constitución					
	Lo mejor 100%	Bueno 80%	Regular 60%	De vez en cuando 40%	Rara vez 20%	Lo peor 0%
Trigo	X					
Arroz Basmati		X				
Avena		X				
Cebada		X				
Cuscús		X				
Granola		X				
Arroz integral, grano largo			X			
Maíz negro			X			
Mijo			X			
Amaranto				X		
Arroz integral,				X		

grano corto						
Centeno				X		
Maíz				X		
Quínoa				X		
Trigo sarraceno				X		
Arroz blanco					X	

Tipo pitta / Leguminosas

Tipo de alimento	Efecto del alimento en la constitución					
	Lo mejor 100%	Bueno 80%	Regular 60%	De vez en cuando 40%	Rara vez 20%	Lo peor 0%
Habas mungo	X					
Frijoles Adzuki	X					
Judías Lima		X				
Tofu		X				
Alubias pintas			X			
Chicharros secos			X			
Garbanzos			X			
Habas de soja			X			
Judías pintas			X			
Dal				X		
Lentejas				X		

Tipo pitta / Nueces y Semillas

Tipo de alimento	Efecto del alimento en la constitución					
	Lo mejor 100%	Bueno 80%	Regular 60%	De vez en cuando 40%	Rara vez 20%	Lo peor 0%
Coco		X				
Semillas de girasol		X				
Pepitas				X		
Piñones				X		
Semillas de ajonjolí				X		
Almendras (mondadas)					X	
Avellanas					X	
Nueces					X	
Anacardos / Nueces de la India					X	
Pacanas					X	
Nueces de Brasil						X
Nueces de Macadamia						X

Tipo pitta / Lacteos

Tipo de alimento	Efecto del alimento en la constitución					
	Lo mejor 100%	Bueno 80%	Regular 60%	De vez en cuando 40%	Rara vez 20%	Lo peor 0%
Crema	X					
Ghee	X					
Leche (entera)	X					
Mantequilla (sin sal)		X				

Queso (sin sal)		X			
Queso cottage		X			
Kéfir				X	
Queso (salado)				X	
Crema agria					X
Helado					X
Suero de la leche					X
Yogurt					X

Tipo pitta / Productos animales

Tipo de alimento	Efecto del alimento en la constitución					
	Lo mejor 100%	Bueno 80%	Regular 60%	De vez en cuando 40%	Rara vez 20%	Lo peor 0%
Pavo (carne blanca)			X			
Pollo (carne blanca)			X			
Huevo				X		
Pescado de agua dulce				X		
Pato					X	
Pavo (carne negra)					X	
Pescado de mar					X	
Pollo (carne negra)					X	
Borrego						X
Carne de vaca / res						X
Mariscos						X
Puerco						X

Tipo pitta / Aceites

Tipo de alimento	Efecto del alimento en la constitución					
	Lo mejor 100%	Bueno 80%	Regular 60%	De vez en cuando 40%	Rara vez 20%	Lo peor 0%
Ghee	X					
Mantequilla		X				
Nuez de coco		X				
Girasol			X			
Soja			X			
Ajonjolí				X		
Cártamo				X		
Maíz				X		
Oliva				X		
Aguacate					X	
Almendra					X	
Cacahuete					X	
Canola						X
Margarina						X
Mostaza						X

Tipo pitta / Edulcorantes

Tipo de alimento	Efecto del alimento en la constitución					
	Lo mejor 100%	Bueno 80%	Regular 60%	De vez en cuando 40%	Rara vez 20%	Lo peor 0%
Azúcar de maple / arce		X				
Azúcar no refinado		X				
Fructosa		X				
Jarabe de maple / arce		X				
Miel (fresca)			X			
Azúcar de				X		

palmera						
Azúcar moreno				X		
Melaza				X		
Miel (vieja)				X		
Azúcar blanco						X
Edulcorantes artificiales						X

Tipo pitta / Especias

Tipo de alimento	Efecto del alimento en la constitución					
	Lo mejor 100%	Bueno 80%	Regular 60%	De vez en cuando 40%	Rara vez 20%	Lo peor 0%
Coriandro	X					
Cilantro		X				
Hinojo		X				
Cardamomo			X			
Comino			X			
Cúrcuma			X			
Hierbabuena			X			
Albahaca				X		
Canela				X		
Nuez moscada				X		
Sal gema				X		
Alholva					X	
Asafétida					X	
Clavos					X	
Jengibre					X	
Sal marina					X	
Ajo (crudo)						X
Mostaza						X
Pimienta de Cayena						X
Pimienta negra						X

Rábano picante						X

Tipo pitta / Bebidas

Tipo de alimento	Efecto del alimento en la constitución					
	Lo mejor 100%	Bueno 80%	Regular 60%	De vez en cuando 40%	Rara vez 20%	Lo peor 0%
Agua	X					
Leche (entera)		X				
Jugo de fruta dulce			X			
Té (negro o verde)			X			
Té herbal (frutal o astringente)			X			
Cerveza				X		
Bebidas heladas					X	
Café					X	
Jugo de fruta ácida					X	
Té herbal picante					X	
Vino tinto					X	
Alcohol fuerte						X
Refrescos						X
Vino blanco						X

Tipo pitta / Vitaminas y minerales

Tipo de alimento	Efecto del alimento en la constitución					
	Lo mejor 100%	Bueno 80%	Regular 60%	De vez en cuando 40%	Rara vez 20%	Lo peor 0%
Vitamina B complejo		X				
Vitamina K		X				
Calcio			X			
Hierro			X			
Zinc			X			
Vitamina A					X	
Vitamina C					X	
Vitamina D					X	
Vitamina E					X	

Listas alimenticias para el tipo kapha

Tipo kapha / Fruta

Tipo de alimento	Efecto del alimento en la constitución					
	Lo mejor 100%	Bueno 80%	Regular 60%	De vez en cuando 40%	Rara vez 20%	Lo peor 0%
Arándanos		X				
Fruta seca		X				
Manzanas		X				
Granadas			X			
Albaricoques				X		
Ciruelas pasa				X		
Limas				X		
Limones				X		
Papaya				X		
Toronja				X		
Caquis					X	
Cerezas					X	
Ciruelas					X	
Duraznos					X	
Frambuesas					X	
Fresas					X	
Higos					X	
Mangos					X	
Melones					X	
Naranjas					X	
Peras					X	
Piñas					X	
Uvas					X	
Dátiles						X
Plátanos						X

Tipo kapha / Verduras

Tipo de alimento	Efecto del alimento en la constitución					
	Lo mejor 100%	Bueno 80%	Regular 60%	De vez en cuando 40%	Rara vez 20%	Lo peor 0%
Apio	X					
Brécol / brócoli	X					
Col	X					
Acelgas		X				
Berros		X				
Betabel		X				
Cebolla		X				
Cilantro		X				
Coles de Bruselas		X				
Champiñones		X				
Chicharros		X				
Chile		X				
Ejotes/judías verdes		X				
Espárragos		X				
Germinados de alfalfa		X				
Germinados de girasol		X				
Hojas de mostaza		X				
Lechuga		X				
Nabo		X				
Rábano		X				
Zanahorias		X				
Coliflor			X			
Espinacas			X			
Perejil			X			
Patatas / papas			X			

Pimiento morrón			X			
Algas marinas				X		
Berenjena				X		
Calabaza				X		
Calabacín				X		
Maíz				X		
Quingombó				X		
Tomates				X		
Verduras crudas				X		
Aguacate					X	
Batata / camote					X	
Pepino					X	

Tipo kapha / Granos

Tipo de alimento	Efecto del alimento en la constitución					
	Lo mejor 100%	Bueno 80%	Regular 60%	De vez en cuando 40%	Rara vez 20%	Lo peor 0%
Cebada		X				
Centeno		X				
Granola		X				
Amaranto			X			
Maíz			X			
Mijo			X			
Quínoa			X			
Trigo sarraceno			X			
Arroz Basmati				X		
Arroz integral					X	
Avena					X	
Cuscús					X	
Trigo					X	
Arroz blanco						X

Tipo kapha / Leguminosas

Tipo de alimento	Efecto del alimento en la constitución					
	Lo mejor 100%	Bueno 80%	Regular 60%	De vez en cuando 40%	Rara vez 20%	Lo peor 0%
Frijoles Adzuki	X					
Dal		X				
Habas de soja		X				
Judías Lima		X				
Lentejas		X				
Alubias pintas			X			
Chicharros secos			X			
Habas mungo			X			
Judías pintas			X			
Tofu			X			
Garbanzos				X		

Tipo kapha / Nueces y semillas

Tipo de alimento	Efecto del alimento en la constitución					
	Lo mejor 100%	Bueno 80%	Regular 60%	De vez en cuando 40%	Rara vez 20%	Lo peor 0%
Pepitas			X			
Semillas de girasol			X			
Ajonjolí				X		
Nuez de coco				X		
Almendras (mondadas)					X	

					X	
Anacardos / nueces de la India					X	
Avellanas					X	
Nueces					X	
Pacanas					X	
Piñones					X	
Nueces de Brasil						X
Nueces de Macadamia						X

Tipo kapha / Lácteos

Tipo de alimento	Efecto del alimento en la constitución					
	Lo mejor 100%	Bueno 80%	Regular 60%	De vez en cuando 40%	Rara vez 20%	Lo peor 0%
Leche de soja		X				
Suero de la leche		X				
Leche de cabra			X			
Ghee				X		
Kéfir				X		
Crema agria					X	
Leche entera					X	
Mantequilla					X	
Queso cottage					X	
Yogurt					X	
Crema						X
Helado						X
Queso						X

Tipo kapha / Productos animales

Tipo de alimento	Efecto del alimento en la constitución					
	Lo mejor 100%	Bueno 80%	Regular 60%	De vez en cuando 40%	Rara vez 20%	Lo peor 0%
Pavo			X			
Pollo			X			
Huevo					X	
Pato					X	
Pescado (todo)					X	
Mariscos					X	
Borrego						X
Carne de vaca / res						X
Puerco						X

Tipo kapha / Aceites

Tipo de alimento	Efecto del alimento en la constitución					
	Lo mejor 100%	Bueno 80%	Regular 60%	De vez en cuando 40%	Rara vez 20%	Lo peor 0%
Cártamo		X				
Girasol		X				
Mostaza		X				
Maíz			X			
Ajonjolí				X		
Cacahuete				X		
Ghee				X		
Soja				X		
Aguacate					X	
Almendra					X	
Canola					X	
Coco					X	
Mantequilla					X	
Oliva					X	
Margarina						X

Tipo kapha / Edulcorantes

Tipo de alimento	Efecto del alimento en la constitución					
	Lo mejor 100%	Bueno 80%	Regular 60%	De vez en cuando 40%	Rara vez 20%	Lo peor 0%
Miel			X			
Azúcar de palmera				X		
Azúcar no refinado					X	
Fructosa					X	
Melaza					X	
Azúcar blanco						X
Azúcar moreno						X
Edulcorantes artificiales						X
Jarabe de maple / arce						X

Tipo kapha / Especias

Tipo de alimento	Efecto del alimento en la constitución					
	Lo mejor 100%	Bueno 80%	Regular 60%	De vez en cuando 40%	Rara vez 20%	Lo peor 0%
Ajo	X					
Cardamomo	X					
Clavos	X					
Cúrcuma	X					
Jengibre	X					
Mostaza	X					
Pimienta de Cayena	X					
Pimienta negra	X					

Rábano picante	X					
Albahaca		X				
Alholva		X				
Asafétida		X				
Canela		X				
Cilantro		X				
Comino		X				
Coriandro		X				
Perejil		X				
Hierbabuena			X			
Hinojo			X			
Nuez moscada			X			
Sal gema					X	
Sal marina						X

Tipo kapha / Bebidas

Tipo de alimento	Efecto del alimento en la constitución					
	Lo mejor 100%	Bueno 80%	Regular 60%	De vez en cuando 40%	Rara vez 20%	Lo peor 0%
Té herbal (de especias)		X				
Agua tibia			X			
Té (negro o verde)			X			
Café				X		
Jugo de fruta ácida				X		
Vino tinta					X	
Agua fría						X
Alcohol fuerte						X
Bebidas heladas						X
Cerveza						X

						X
Jugo de fruta dulce						X
Leche (de todo tipo)						X
Refrescos						X
Vino blanco						X

Tipo kapha / Vitaminas y minerales

Tipo de alimento	Efecto del alimento en la constitución					
	Lo mejor 100%	Bueno 80%	Regular 60%	De vez en cuando 40%	Rara vez 20%	Lo peor 0%
Vitamina B complejo			X			
Vitamina C				X		
Vitamina K				X		
Calcio					X	
Hierro					X	
Vitamina A					X	
Vitamina D					X	
Vitamina E					X	
Zinc					X	

10

COMO COMER SEGÚN EL AYURVEDA

El Ayurveda afirma que la digestión y la asimilación de los nutrientes empiezan con la actitud que uno tiene hacia la comida. ¿Te gusta la comida o la odias? ¿Es la comida un mal necesario? ¿Consideras que el comer te quita tiempo que podrías ocupar "mejor" en otras cosas? ¿Piensas mucho en la comida? ¿Cuál es tu actitud fundamental hacia la comida: negativa, positiva o neutral?

Cada una de estas actitudes afecta a cómo tu organismo recibe el alimento. El punto de vista ayurvédico es empírico. Intenta lo siguiente y ve si hay algún cambio o no.

Prepárate una comida que te sea neutral, una que no te encante ni que la odies. Justo antes de comerla obsérvala y repite con mucho entusiasmo lo siguiente veinte veces "odio esta comida". Después de eso, cómela. Mientras la estés comiendo piensa lo horrenda que sabe y como preferirías estar haciendo cualquier otra cosa. Este experimento no termina cuando acabas de comer; sólo es el primer paso. La comida tomará entre 24 a 72 horas para pasar por tu sistema digestivo. Seis horas es el tiempo mínimo de digestión de la fruta en las personas vegetarianas y la digestión en las personas que ingieren carne en cada comida dura hasta 72 horas para digerir una sola comida. Por lo tanto, debe esperarse de uno a tres días para ver cómo se siente.

Este ejercicio lo han puesto a prueba varios de mis pacientes y estudiantes y los resultados han sido bastante consistentes. ¡Rara vez las personas se preguntan cómo es que su actitud mental afecta su digestión después de realizar este ejercicio!

El Ayurveda dice que ¡uno debe disfrutar de la comida! Comer es uno de los placeres de la vida y no tiene por qué ser demasiado importante de manera obsesiva o ignorado y que no se le preste atención. Ambos extremos son perjudiciales, mientras que el disfrutar de la comida es muy importante. Comer la comida más saludable -porque es sana- pero que no nos guste, es perjudicial para la digestión y el metabolismo según el Ayurveda, mientras que el disfrutar de los alimentos es la mejor ayuda para la digestión. Una actitud insensible o de desinterés también tiende a interrumpir ciertos aspectos de la asimilación de los nutrientes. Asimismo una actitud obsesiva hacia la comida tiende hacia la asimilación de un exceso de ciertos nutrientes. Una dieta balanceada y con buena actitud es un buen comienzo de todas las dietas o programas nutricionales -sin importar el sistema adoptado.

De acuerdo con el Ayurveda hay varios factores claves en el proceso digestivo en sí. El primero, y más importante, es la actitud mental. Sin embargo, cada uno de los siguientes factores es importante y, a la larga, todos tienen el mismo poder para interrumpir el proceso digestivo. Aquí se menciona la lista completa de consideraciones:

1. actitud mental
2. medio ambiente
3. los comensales
4. atención
5. calidad de la comida
6. tipo de comida
7. estado de la comida
8. orden de los alimentos
9. combinación de los alimentos
10. cantidad de la comida
11. el acto de comer

Estado de los alimentos

Antes de entrar de lleno a los diferentes grupos alimenticios y de ver cómo afectan a cada tipo de persona, es necesario que observemos la forma de los alimentos, por ejemplo: si están cocinados, crudos, líquidos o sólidos. Cada estado diferente de los alimentos actúa de distinta manera en los diferentes metabolismos de los tipos constitucionales. Esto significa que un plátano afectará de manera diferente a cualquiera de los tres tipos de personas. Por lo tanto, el punto será, no el plátano, sino la persona que ingiere el plátano. Esto es lo que intenta dar a conocer la nutrición ayurvédica al ver los alimentos de acuerdo a quien los ingiere; el alimento en sí es secundario. No obstante, el estado de los alimentos afecta de manera general a todos los tipos de personas.

La regla básica del Ayurveda es que los alimentos crudos son más difíciles de digerir que los cocidos. El proceso de cocción actúa como una forma de digestión previa que ayuda a facilitar la digestión en el estómago. El exprimir el jugo de las frutas o verduras también ayuda a digerirlos más fácilmente que comerlos crudos. La comida cocida es la mejor manera de ingerir alimentos a largo plazo para todos los tipos de constitución. A continuación se mencionan algunas de las acciones, ventajosas y desventajosas, de cada estado de la comida.

Alimentos crudos

Estos son una fuente importante de prana (fuerza vital) y enzimas. Todos los tipos de constitución se benefician de su consumo diario. Cada grupo alimenticio afecta de manera diferente a los diferentes tipos de constitución.

Las frutas crudas son las mejores para los tipos vata y pitta. Las frutas tienen una función metabólica refrescante (que suprime la función metabólica) y acción limpiadora, por lo que son los más adecuados para el tipo caliente pitta. Sin embargo, el tipo pitta generalmente no puede comer únicamente fruta cruda en el desayuno, ya que este tipo de personas tenderá a irritarse emocionalmente, pues la fruta por si sola no es suficientemente sustanciosa. Asimismo, la fruta cruda puede provocar mucha acidez en el sistema digestivo del pitta. La acción humectante de las frutas, favorece a los tipos vata, que generalmente son secos, y no para el tipo kapha que tiende a retener mucha agua y es congestivo. Sin embargo, el vata puede quedarse muy delgado y mal nutrido por comer grandes cantidades de fruta; le funciona mejor el comer frutas cocidas diariamente o a largo plazo. El tipo kapha, por otro lado, puede ingerir cierto tipo de frutas a media mañana si no desayuna. Pero si el mismo tipo de fruta se ingiere a otras horas del día puede ocasionar retención de líquidos y, por lo tanto, aumento de peso. Sin embargo, a menos que se ingiera la fruta en grandes cantidades, generalmente ayudará al kapha a limpiar el organismo.

Las verduras crudas son mejores para los tipos pitta que poseen un aparato digestivo más potente. El tipo kapha ocupa el segundo lugar en la capacidad para digerir verduras crudas, mientras que el tipo vata tiene menos capacidad. En general el tipo vata debe evitar todo tipo de comida cruda al menos que esté antidotado con especias, aceites o aderezos. El concepto de antidotar la comida es nuevo y se discutirá más adelante en el curso pero es importante mencionar que la mayoría de los alimentos pueden consumirse por todos si se conocen los alimentos o especias que sirven de antídotos. El tipo kapha puede comer verduras crudas a finales de la primavera y en el verano, pero debe evitarlas en el otoño, invierno y a principios de la primavera. Incluso el pitta, que tiene la capacidad más fuerte para digerir alimentos crudos, debe evitarlos a finales del otoño y a principios del invierno.

El Ayurveda afirma que los alimentos crudos requieren de más energía metabólica, o calor del cuerpo, para digerirlos. Por lo tanto, la gente que vive en lugares fríos debe comer menos alimentos crudos, especialmente en temporada de frío. Sin embargo, la gente que vive en climas cálidos puede ingerir una mayor cantidad de alimentos crudos posiblemente a lo largo del año, con excepción del tipo vata, que no debe comer la mayoría de sus alimentos en forma cruda aún en climas tropicales porque tiende a mal nutrirse y a perder estabilidad. Lo importante de esto es ajustar la ingesta de alimentos en forma cruda para los meses cálidos y secos del año.

Las nueces, semillas y aceites deben comerse crudos y no cocidos. Aunque las nueces y semillas son a menudo difíciles de digerir, debido a que tienen más proteínas en forma concentrada que otro tipo de alimentos vegetales, son bastante buenas para los tipos vata, pero no tan buenas para los tipos pitta, y casi nunca deben ingerirse por los tipos lentos y congestivos kapha. Hay diferentes tipos de aceites, pero en general tienden a ser alimentos ligeramente calentadores. Son mejores para el tipo vata y pueden ocasionar problemas para cualquiera de los otros dos tipos de constitución. Lo más importante es que los aceites deben consumirse en forma cruda y nunca ser extraídos por medio del calor o químicos. Para una explicación más amplia, véase la sección sobre los aceites que se presenta más adelante en esta segunda parte del curso.

Los productos lácteos pueden ingerirse en forma cruda. Generalmente, no se ingieren otros alimentos en forma cruda; ni la carne ni los mariscos deben ingerirse así (véase las siguientes secciones sobre estos alimentos para información más detallada). Sin embargo el tipo pitta tiene mayor capacidad para digerir todo tipo de alimento crudo y el tipo vata tiene la menor capacidad de todas; la capacidad del kapha está en medio. El Ayurveda usa especias frescas y productos lácteos frescos para incrementar la ingesta de enzimas de los alimentos, la cual generalmente se pierde por medio de la cocción; para más información sobre las enzimas, véase la sección de las especias.

Alimentos Cocidos

El Ayurveda dice que los alimentos cocidos son buenos para cualquier persona ya que son los más fáciles de digerir y asimilar. No existen verdaderas contraindicaciones respecto a la ingesta de alimentos cocidos para cualquiera de los tipos. En la dieta diaria del tipo vata es mejor la fruta cocida que cruda. La cocción en sí es un tipo de antídoto, ya que cambia la calidad de muchos alimentos que de otra manera serían incomibles. Algunos alimentos no se deberían calentar ni cocinar. La miel es muy importante al respecto; cuando se calienta, la estructura de las enzimas cambia y la miel, que bajo condiciones normales es saludable, se vuelve venenosa. También los aceites entran en esta categoría; son mejores los no refinados y no se deberían calentar en el proceso de extracción o al usarlos para cocinar.

Mientras algunas personas señalan que la cocción de los alimentos elimina las enzimas y algunos contenidos nutritivos y vitamínicos, el Ayurveda establece que cocerlos aún es mejor. Esto es porque generalmente cocerlos permite que cualquier nutriente restante pueda ser absorbido con bastante facilidad. Dice que si los alimentos no se cuecen, la misma cantidad (o menos) de nutrientes es absorbida debido a las calorías extra utilizadas por el cuerpo para digerirlos y a menudo, el cuerpo es incapaz de descomponer un alimento de manera tan completa como si estuviese cocido, siendo la cocción la que libera más nutrientes. Hay dos factores importantes al respecto: uno es no dejar que el alimento se cueza demasiado o cocerlo con la llama muy alta; el otro punto es ajustar todo a tu capacidad individual de digestión. La cocción al vapor a menudo es suficiente para que el alimento se use mejor por las enzimas digestivas del cuerpo, los ácidos y la bilis.

Alimentos Líquidos

Casi cualquier cosa puede ponerse en la licuadora convirtiéndolo en líquido o en jugo. Mientras en muchas dietas es muy popular sólo tomar en forma líquida alimentos crudos o poco cocinados, de acuerdo con el Ayurveda es problemático consumirlos así por largos periodos de tiempo. El colon humano necesita alimentos sólidos para mantener su tono, pero si se ingieren alimentos líquidos por largos periodos de tiempo, en el colon empezará a formarse un prolapso. La fibra es importante por muchas razones y una de ellas es mantener el tono y la fortaleza del colon y el bajo vientre. De acuerdo con el Ayurveda el colon también es el órgano principal para la absorción sutil de los nutrientes. Una dieta líquida no le da al colon el tiempo necesario para absorber por completo los nutrientes disponibles antes de la eliminación. Otro problema con los líquidos es que realmente pueden disminuir la capacidad digestiva por la función más lento de las enzimas.

No obstante, un periodo de dietas líquidas puede ayudar a cualquiera de las constituciones de vez en cuando. Generalmente las dietas líquidas limpian el sistema digestivo y pueden ser de gran beneficio a cualquier tipo de persona para este propósito. Normalmente, al tipo kapha le hacen bien los jugos de verduras un día a la semana o durante varios días al mes. Esto tiene el efecto de incrementar la función de las enzimas si se hace correctamente y de acuerdo a la capacidad individual. Sin embargo, los jugos de frutas tienen el potencial de perturbar al tipo kapha debido a sus características refrescantes y húmedas. Para el tipo pitta son buenos tanto los de fruta como los de verduras y puede hacer dietas líquidas dos veces al mes durante un día entero. Para el tipo vata es mejor una mezcla de alimentos líquidos y sólidos durante el día. Por ejemplo, una comida sólida, y un almuerzo y cena líquidos será mucho mejor para el vata que una dieta totalmente líquida. Tanto el tipo vata como el kapha necesitan consumir algunas especias añadidas a sus dietas líquidas como antídoto.

Una vez más, es importante evitar este tipo de dieta en las temporadas de frío, ya que los líquidos normalmente se toman fríos o a temperatura ambiente -nunca se toman bebidas muy frías durante las comidas o como sustituto de éstas.

Alimentos Sólidos

Los alimentos sólidos deberían formar la base de la dieta de cualquier persona. Sin los alimentos sólidos los órganos digestivos pueden colapsarse. En yoga hay ejercicios especiales para prevenir que esto suceda en caso de que el yogui lleve una dieta de pura fruta o líquidos. Sin embargo, esto requiere de un entrenamiento especial y no aplica a la mayoría de las personas. Para la persona promedia los alimentos cocidos son una parte necesaria de la vida.

Orden de los alimentos de acuerdo al tipo constitucional

El orden en el que comemos nuestros alimentos es uno de los factores de los cuales no se hace caso, pero de los más importantes en el campo de la nutrición. Esto se basa en la lógica de que lo que sea que comamos primero, o será digerido primero o bloqueará el camino impidiendo que los siguientes alimentos sean digeridos. Debe entenderse que los alimentos deberían comerse en determinado orden —según en el que el cuerpo los digiera.

Una de mis estudiantes en Suiza expresó perfectamente bien esta simple verdad. Es médico alópata y ha trabajado durante 14 años como codirectora en una clínica para mujeres. En una de las clases nos relató: "Una de mis pacientes ha tenido problemas digestivos durante los últimos cinco años. Ha visto a todos los especialistas y ha tomado una cantidad de distintos medicamentos y todavía no se cura. Vino a mí por otros problemas, pero también me mencionó este problema digestivo crónico. Le dije que no cambiara su dieta, pero sí el orden en que la come. A las dos semanas sus problemas digestivos crónicos habían desaparecido por completo".

El orden en que los alimentos deberían comerse cambia de acuerdo a la constitución.

Para los tipos pitta y kapha generalmente es el siguiente:

1. Fruta
2. Ensaladas
3. Verduras cocidas y granos integrales
4. Leguminosas
5. Verduras crudas
6. Productos Lácteos
7. Pescado y aves de corral
8. Carnes rojas

Para los tipos vata la lista varía un poco:

1. Fruta
2. Verduras cocidos y granos integrales
3. Ensaladas verdes con aderezos basándose en aceite
4. Productos lácteos
5. Pescado y aves de corral
6. Verduras crudas
7. Leguminosas
8. Carnes rojas

Las reglas básicas son que las frutas deberían comerse solas y no con otros alimentos, lo que también se aplica a los melones. El tipo vata no debería comer cualquier tipo de alimentos crudos antes de las verduras o granos cocidos (excepto la fruta, que debe comerse sola o de 30 a 60 minutos antes). Está bien la carne si la persona la come.

Todas las personas deberían empezar a comer de esta manera sin cambiar la dieta ya que es más fácil para las diferentes enzimas digestivas que trabajen con los alimentos a los que corresponden. Específicamente esto se refiere a las frutas, ya que requieren de un grupo de enzimas totalmente diferente a otros alimentos.

Combinaciones de alimentos

También hay ciertos grupos de alimentos que no deberían mezclarse a la hora de comer. Esto aplica a todas las constituciones:

Alimentos o grupo de alimento	No se debe mezclar con:
Carbohidratos complejos	Huevos, lácteos, fruta
Fruta	Lo que sea
Huevos	Carne roja, pescado, leche, queso
Leche	Carne roja, pescado, huevo, alimentos ácidos, panes de levadura
Limón	Yogurt, leche, pepinos, tomates
Líquidos calientes	Carne, pescado, lácteos
Líquidos helados	Lo que sea
Melones	Lo que sea
Miel	Ghee
solánaceas (patatas / papa, tomate, berenjena, pimiento morrón)	Leche, yogurt

Es importante notar que los líquidos generalmente rebasan los alimentos sólidos en el estómago y van directamente al intestino delgado. Por lo tanto, el tipo de líquido que tomas tiene la capacidad de mejorar o reprimir el proceso digestivo. Se necesita tomar líquidos para ayudar a lubricar el tracto digestivo, y si están fríos reprimen completamente las enzimas digestivas. Si están demasiado calientes y se mezclan con los alimentos equivocados (por ejemplo, los alimentos que generan calor como la carne) entonces pueden sobre-estimular la actividad digestiva.

Uno de los peores hábitos culturales en los Estados Unidos en cuanto a la nutrición, es tomar agua helada en las comidas. Este es un mal hábito en extremo y ahora se está haciendo muy común en Europa. Tomar agua helada sola puede estar bien pero ello es totalmente opuesto al proceso digestivo de los alimentos y por lo tanto se debería evitar por completo durante las comidas. El cuerpo se está esforzando en calentar los alimentos con jugos digestivos que están calientes, y si pones líquidos fríos en el estómago suprimes o detienes este proceso. Tomar agua tibia o caliente en la comida -en moderación- no causa problemas y puede incluso, asistir a la digestión.

La mayoría de las hortalizas y granos se combinan bien juntos y tienen pocas, si es que ninguna, contraindicaciones. Al mezclar diferentes tipos de proteínas juntas, como la carne y la leche, es muy difícil de digerir y por lo tanto es mejor evitar hacerlo. Los vegetarianos no tienen grandes preocupaciones al respecto ya que existen pocas contraindicaciones mayores excepto la de la fruta y los melones. Si consumes lácteos entonces ten cuidado con qué otros alimentos los comes. En general, es más importante consumir alimentos de acuerdo a qué tan rápidos se digieren que basados en otra cosa, ya que en esa circunstancia las enzimas indicadas pueden procesar la comida de manera eficiente.

Cantidad de alimentos

Otro factor primordial de la nutrición ayurvédica es la cantidad normal de alimentos que consume cada persona. La mejor forma de empezar una dieta es sólo comer menos. La cantidad que la mayoría de las personas come es asombrosa y es una causa importante de enfermedades.

El estómago es un músculo y puede estirarse o contraerse según cómo lo acostumbres. Si regularmente come en exceso, estás "acostumbrando" a tu estómago a ensancharse. Si comes menos acostumbrarás a tu estómago a reducirse a su tamaño normal. El Ayurveda dice que tu estómago debería llenarse con un tercio de comida sólida, un tercio de líquidos, y un tercio debe quedarse vacío. Esta es la proporción ideal para que el estómago funcione bien, en lo que se refiere al mezclar todo lo que has masticado junto con los jugos digestivos. Si esta mezcla no se hace bien, la comida y los jugos gastricos se van al intestino delgado en un estado de mala digestión.

Si el estómago está muy lleno, entonces, este proceso no se puede efectuar bien. A veces la proporción es un medio de comida sólida, un cuarto de líquida y un cuarto que se queda vacía. Puedes hacerlo de esta manera si estás comenzando a comer menos o si eres del tipo vata, sin embargo, prefiero la primera proporción antes mencionada. Si te llenas, afectará tu digestión. Es sabido desde mucho tiempo que el secreto para tener una larga vida es comer en pequeñas cantidades. El cuerpo realmente no necesita tanta comida para funcionar, a menos que seas un atleta o trabajes donde necesites mucha condición física.

Si quieres bajar de peso la mejor forma es comer menos de todo, no sólo un tipo de alimentos; una buena nutrición es una mezcla balanceada de diferentes tipos de alimentos en suficientes cantidades. La cultura occidental come mucho más de lo que necesita. Mientras reduzcas la cantidad de alimentos que comes puedes sentir un poco de hambre; no te preocupes, ignóralo, y lentamente dejarás de sentir hambre conforme vaya cambiando el tamaño de tu estómago. Al decir esto, no quiero preconizar las dietas exageradas o extremistas. Esto es tan sólo un punto obvio para comenzar en una cultura que exagera con todo, incluyendo la cantidad de comida que consume al día.

El acto de comer

Por último nos referimos al acto de comer por sí mismo. Como ya se ha mencionado al principio de esta lección, el comer debería de ser un placer. El propósito de las indicaciones anteriores no es quitar el placer de comer sino crear conciencia respecto a todo el proceso que implican los alimentos y su consumo.

Si se han considerado los otros factores, entonces, podemos empezar a contemplar la boca, que es donde se origina el placer real de saborear los alimentos. Masticar completamente los alimentos es muy importante para saborearlos bien y obtener el mayor placer; masticar también permite que la saliva se mezcle con los alimentos y los prepare para el estómago. Mientras que ciertos grupos recomiendan masticar los alimentos hasta que se conviertan en una masa líquida, el Ayurveda no considera que esto brinde un mayor placer, ni considera que masticar la comida unas 100 veces sea más efectivo para el proceso digestivo. Masticar y saborear la comida es muy importante, pero hay poca necesidad de convertir todo en líquido antes de tragarlo. La excepción de esto es si estás enfermo y en tal caso, el seguir una forma estricta de comer o una dieta es una parte importante del proceso de curación. El Ayurveda afirma que todos deberían masticar cada bocado 32 veces antes de tragarlo.

El "camino medio" en el pensamiento es importante en todos los aspectos de alguna dieta. La moderación en el pensamiento y la acción no está limitada al budismo y es interesante notar que el médico más importante de los tiempos de Buda fue un médico ayurvédico y también el médico personal de Buda. El exceso, en cualquier forma, se debe evitar y masticar es una de las cosas más importantes. Si masticas bien cada bocado te sentirás más satisfecho y necesitarás menos cantidad de comida. Tragar la comida llenará tu estómago, aunque no satisfaga el deseo de comer y te conducirá a comer en exceso, e incluso a la obesidad.

Después de comer no deberías descansar, ni hacer ningún esfuerzo físico pesado por lo menos en una hora pero, puede ser de mucha ayuda para estimular la digestión caminar de diez a quince minutos después de quince minutos de haber comido. Si verdaderamente no tienes ganas de moverte después de comer, entonces, has comido demasiado y eres exactamente el tipo que necesita levantarse y caminar. Esto es muy importante para el tipo de persona kapha, pero también relevante para los tres tipos.

Uno de los aspectos más importantes de acuerdo con la nutrición ayurvédica es cuándo ingerimos alimentos durante el día; lo que se refiere a las diferentes horas del día en que comemos y las cantidades de alimentos que comemos durante el día. Los parámetros cambian para cada constitución.

Según el Ayurveda el cuerpo necesita no más de tres comidas al día. Esto cambia ligeramente para cada tipo de persona. El tipo de persona vata debería comer tres comidas al día, sin embargo, si están desequilibrados o tienen algún problema pueden necesitar un refrigerio a eso de las cuatro de la tarde. El tipo pitta sólo necesita tres comidas al día, pero una vez más, si están desequilibrados pueden comer fruta entre las comidas. El tipo kapha definitivamente no debería comer ningún refrigerio, especialmente en la noche después de cenar. La única excepción a esto es cuando el tipo kapha no desayuna, lo que es a menudo beneficioso para ellos, y entonces pueden comer fruta entre las diez y las once de la mañana.

Comer entre comidas -otra cosa aparte de la ocasional fruta- fatiga al sistema digestivo y debe evitarse. El sistema digestivo funciona en tres etapas básicas:

- Liquefacción y mezcla de los alimentos (boca y estómago)
- Transformación y asimilación (estómago e intestino delgado)
- Asimilación y eliminación (colon)

Comer entre comidas no permite que el estómago digiera bien y lleve la comida a la siguiente etapa. Si siempre estás comiendo, entonces el estómago siempre está trabajando y los intestinos grueso y delgado siempre están procesando algo. Según el Ayurveda esto provoca envejecimiento prematuro y también una mala asimilación de los nutrientes ya que nunca se da tiempo para trabajar la comida adecuadamente.

El cuerpo no necesita comida en todo momento; de hecho, causa problemas. El aumento de peso o la obesidad es uno de los problemas más comunes en los Estados Unidos, lo que esclarece el punto de vista ayurvédico de que la ingesta constante de alimentos eventualmente afecta la capacidad del cuerpo para metabolizar las grasas, proteínas y carbohidratos. Una vez que suceda esta incapacidad para metabolizar los nutrientes la persona empieza a subir de peso, incluso cuando reduzcan la ingesta de comida o lleven dietas.

Para hacerlo sencillo, dividamos las porciones de comida en tres raciones -pequeña, mediana y grande. Desde el punto de vista ayurvédico la gente acomodada (como en Europa y los Estados Unidos) tiende a comer demasiado. Por lo tanto, es necesario tener una idea de las porciones. Mi perspectiva personal es que esto se traduce a un cuarto de un plato grande, un medio de un plato grande, y tres cuartos de un plato grande. Nunca recomiendo un plato lleno, porque es posible que lo llenes tanto que rebose de comida ¡cómo si hubiera otra porción encima! Es posible llenar tres cuartos del plato hasta el tope si te quieres engañar.

Por supuesto, si no te interesa perder peso, evitar algunas enfermedades, corregir problemas menstruales y eliminar problemas digestivos crónicos, entonces puedes hacer trampa al servir las porciones. Sólo deberías ser honesto y no caer en la trampa de la hipocresía que es socialmente aceptable en nuestra sociedad. Los hechos y las justificaciones no harán que comas menos, a menos que de manera consciente escojas sentirte mejor comiendo menos. Sin importar lo que tú o el paciente escojan, sean honestos.

Abajo se proporciona una tabla para explicar de manera sencilla las mejores horas para comer y las cantidades de comida que necesita cada persona durante el día.

El deseo por la comida entre comidas indica dos posibilidades: primero, existen viejos hábitos de comer constantemente los cuales se pueden reaprender a través de buenos hábitos; y segundo, el malfuncionamiento metabólico, lo cual es fisiológico y necesita tratamiento para reestablecer el debido funcionamiento. Si no puedes evitar los refrigerios en un 70% a un 80% del tiempo entonces probablemente tienes un desequilibrio metabólico entre la función de los órganos, las secreciones biliares, la función de las enzimas o todo lo antes mencionado. En la quinta parte de este curso se explicará cómo corregir esto.

Tipo de constitución	Desayuno	Refrigerio 10-11a.m.	Comida
Vata	Mediano	Si se necesita	Mediano
Pitta	Abundante	Fruta	Mediano
Kapha	Nada o fruta	Fruta, si nada de desayuno	Abundante o mediano si a dieta

Tipo de constitución	Refrigerio 4 - 5 p.m.	Cena	Refrigerio 8 p.m. - 12 a.m.
Vata	Si se necesita	Mediano	No
Pitta	No	Abundante	No
Kapha	No	Mediano o pequeño si a dieta	No

Estos consejos no significan que nunca puedas volver a tomar un refrigerio o un postre. Los consejos son las opciones óptimas, pero sí permiten que una persona tome de vez en cuando un refrigerio. Si "de vez en cuando" excede el 30% de las veces, entonces se volverá problemático. Esto significa tres refrigerios en diez días, no tres refrigerios en una semana. Los refrigerios no son necesarios si los alimentos nutren el cuerpo, el gusto y la mente. Si necesitas refrigerios no estás comiendo adecuadamente para nutrirte a tus horas de acuerdo a las estaciones del año y el clima.

En conclusión, el acto completo de comer debería ser un placer en la vida de uno, que se disfrute y participe conscientemente en él. Empieza desde la elección de los alimentos hasta su preparación y consumo. Mientras que el Ayurveda tradicionalmente no apoya la idea de comer en restaurantes, éstos son parte de nuestra sociedad. Si comes en restaurantes sigue lo más de cerca posible las mejores opciones de comidas para tu constitución, incluso, es más importante comer los alimentos en el orden y combinación correctos para que puedas digerir y asimilar completamente lo que comes y beneficiarte. Comer significa estar mentalmente presente cuando comas y ¡disfruta! Disfrutar de la comida es una poderosa ayuda digestiva, especialmente cuando se evitan los líquidos helados.

Vaidya Atreya Smith

11

POR QUE COMER UNA DIETA BAJA EN PROTEÍNAS

Uno de los factores principales en el tratamiento de los trastornos autoinmunes es eliminar casi por completo las proteínas animales. Una dieta baja en proteínas es rara vez muy popular en la sociedad de hoy en día. Sin embargo, hasta una disminución del 80% en el consumo de proteínas animales es lo suficiente para parar la mayoría de las enfermedades autoinmunes. La implementación de este tipo de dieta de acuerdo con la constitución (prakriti) es importante; implementada al 100%, he curado muchas diversas formas de enfermedades autoinmunes.

En el caso de ciertas enfermedades crónicas, como lo son los trastornos autoinmunes, el comer una dieta baja en proteínas puede determinar si una cura natural funcionará o no. De acuerdo al Ayurveda, la nutrición es la base de la salud. Por consiguiente, si el cuerpo empieza a atacarse a sí mismo, la dieta tiene que ser un factor causal. La artritis es otra enfermedad que responde inmediatamente (dentro de un mes o dos) a una dieta baja en proteínas. Las alergias alimenticias responden dentro de unos pocos días a dietas bajas en proteínas y a veces, hasta responden también, la fiebre del heno o la sinusitis. Además, el síndrome de fatiga crónica responde en la mayoría de los casos a una dieta baja en proteínas; de hecho, la mayoría de las enfermedades comunes que nos asedian hoy en día responden a una dieta baja en proteínas animales.

Con la finalidad de comer una dieta baja en proteínas, se tienen que eliminar los productos animales de la dieta. En términos de la nutrición bioquímica, se define una dieta baja en proteínas como una que contiene el 20% o menos de las calorías totales en la forma de proteínas. En los países industrializados, se consume entre el 40% y el 60% de las calorías totales en proteínas. Para llegar al nivel del 20%, se tienen que reducir drásticamente, o de plano eliminar, la carne, aves de corral, pescado y productos lácteos. Sólo una dieta enteramente basada en vegetales puede llevar a una persona al nivel más sano del 10% al 15% de calorías totales en proteínas. Naturalmente, la cuestión que surge para mucha gente es, "¿por qué quería hacer eso?". La primera y más importante razón es, por la salud. Esta lección hará hincapié en la información disponible sobre las dietas altas en proteínas consumidas por la mayoría de los occidentales.

Existen otras razones aparte de la salud, quizás la mera supervivencia de la raza humana dependa de que la mayoría de la gente cambie a una dieta basada en vegetales. Como lo dijo una vez Albert Einstein, "Nada será de más beneficio a la salud humana o incrementará las posibilidades de la supervivencia de la vida en la Tierra como la evolución a una dieta vegetariana". Es una aseveración dramática por parte de uno de los más prestigiados científicos de los tiempos modernos. Los efectos sobre el medio ambiente por el consumo humano de vastas cantidades de productos animales respaldan lo anteriormente dicho. No es la intención de este curso entablar una discusión sobre este aspecto del comer una dieta baja en proteínas y basada en vegetales, no obstante, sería irresponsable no mencionarla. Para mayor información sobre este tema desde el punto de vista bioquímico, léase los libros de John Robbins o tome contacto con una organización sin fines de lucro, que se interese en este asunto directamente.

La preocupación principal de este curso es la nutrición desde el punto de vista ayurvédico. De acuerdo a esta visión, la ingesta de productos animales no es necesaria para una buena salud. Existen cada vez más profesionales de la salud que están de acuerdo con este punto de vista. Un asunto de que se trata es el del Dr. T. Colin Campbell quien dirigió el estudio más grande y largo jamás hecho sobre la nutrición cultural, el Proyecto China-Oxford-Cornell sobre la nutrición, la salud y el medio ambiente . El doctor Campbell se volvió vegetariano durante el estudio, y cuando le criticaron por ser vegetariano, contestó de la siguiente manera: "Estoy simplemente haciendo caso a lo que los datos me están diciendo: la evidencia científica fue lo primero".

El resultado del estudio indicó que: "... si las sociedades industrializadas logran curarse de su adicción a la carne puede ser, en la última instancia, el factor más importante en términos de la salud mundial que todos los médicos, pólizas de seguros de la salud y medicamentos todos sumados".

Esta información no fue aceptada por los medios, la industria alimentaria ni la comunidad médica en general —aunque científicos investigadores aplaudieron los resultados—. Cabe decir, que ese estudio es únicamente uno de los muchos estudios que señalan lo mismo. El jefe de redacción del American Journal of Cardiology, el doctor William C. Roberts, en un editorial dijo: "Cuando matamos a los animales para comerlos, ellos terminan por matarnos a nosotros porque su carne... nunca fue indicada para los seres humanos, quienes son por naturaleza, herbívoros" .

Una vez más, no es un punto de vista aislado. Cuando le preguntaron sobre cual era la mejor dieta, el doctor William Castelli, director de la investigación contínua y más larga de las enfermedades del corazón y la dieta, el Estudio del corazón Framingham, respondió: "Los vegetarianos tienen la mejor dieta. Tienen los índices más bajos de enfermedades del corazón de cualquier grupo en el país". Hoy en día, existe tanta evidencia científica a favor de una dieta baja en proteínas y basada en vegetales que uno se pregunta por qué la comunidad investigadora no la promociona de manera más agresiva en los medios.

Algunos médicos, sí lo han intentado. Durante un congreso nacional en el 1991, el Dr. Campbell afirmó a sus colegas médicos: "¿Por qué no queremos revelar nada sobre una dieta que sabemos es segura y sana, y recomendarla? Nosotros, como científicos, no podemos más aceptar la actitud de que el público no puede beneficiarse de la información para la que no está preparado. Deberíamos tener la integridad de decirles la verdad y dejar que ellos decidan sobre lo que hacer con ella. No es posible forzarlos a seguir las líneas directivas que recomendamos, pero sí, podemos proporcionarles estas líneas directivas y dejar que ellos decidan...

Tenemos que decirles que una dieta de raíces, tallos, semillas, flores, frutas, y hojas es la dieta más sana, y la única dieta que nos es posible promover, aprobar y recomendar".

Inclusive, el doctor Benjamín Spock, autor del libro famoso al nivel mundial, El bébé y el cuidado del niño , promovió una dieta libre de todo producto animal, y en la séptima edición del libro, tomó una postura firme respecto a lo que llama una dieta "llena de carne". "Ahora sabemos que existen efectos perjudiciales de una dieta llena de carne. Los niños pueden obtener suficiente proteínas y hierro de las hortalizas, leguminosas, y otros alimentos vegetales y así, evitar la grasa y colesterol de los productos animales". Cuando le cuestionaron sobre su postura aparentemente radical justo antes de su muerte, el Dr. Spock contestó "que quería estar en la vanguardia de una conscientización creciente de la conexión entre los alimentos animales y la enfermedad". Dado que su libro, El bebé y el cuidado del niño es el libro más vendido, segundo únicamente tras la Biblia, nos da alimento para pensar.

Existe una resistencia cultural muy fuerte ante la conexión entre los alimentos animales y la enfermedad. Hace algunos años, cuando le dije a un amigo que estaba escribiendo un libro sobre la nutrición, me respondió: "Espero que no vayas a escribir un estúpido libro sobre cómo todo mundo debería ser vegetariano. La gente puede vivir de lo que sea; algunas tribus en África viven principalmente de tomar sangre". Mientras no estoy consciente, en lo personal, de culturas que vivan principalmente de la sangre, se entiende bien su punto: el cuerpo humano puede vivir de casi todo, sin importar lo desagradable que sea.

Se podría utilizar este tipo de argumentación para justificar el vivir de magdalenas o donas tan fácilmente como de sangre. Otro punto que considerar es el esquimal quien vive tradicionalmente de una dieta de pura carne. Sea que vives de comidas congeladas, donas, sangre o carne de morsa, habrá un precio que pagar en términos de tu salud; hay una enorme diferencia entre una buena nutrición y de lo que puede sobrevivir el cuerpo. De alguna manera, el público en general está poco dispuesto a reconocer esta distinción.

Un buen ejemplo de esta desgana, es el mito de las proteínas. La gente en el mundo desarrollado está verdaderamente paranoica respeto a la obtención suficiente de proteínas en sus dietas. Sin embargo, como una cultura, esa misma gente está envenenada por el consumo en exceso de proteínas. Es casi increíble cuando uno se pone a pensar objetivamente; la mera sustancia que nos preocupa en cuanto a obtener lo suficiente, es la misma que contribuye a nuestra mala salud.

Un ejemplo de esto se dio ya en la lección anterior –la comparación entre una alcachofa y una chuleta de puerco–. No es, sin embargo, un caso aislado. Aquí examinamos los espárragos y la carne de vaca (res). Si nos pidieran que escogiéramos cuál de estos dos alimentos tiene más proteína, inevitablemente escogeríamos la carne de vaca, ¿verdad? ¿Quién creerá que los espárragos tienen tanta proteína como la carne de vaca? Pues, es la verdad. Los espárragos tienen el 32% de sus calorías en la forma de proteínas; la carne de vaca tiene el 32%. La diferencia es que los espárragos sólo tienen el 6% en grasas y la carne de vaca el 68%. La carne de vaca tiene el 0% de carbohidratos y los espárragos el 62%. De acuerdo con el modelo bioquímico de la nutrición, ¿qué opción representaría el mejor equilibrio nutricional? Obviamente, la que tiene menos grasas y más energía (carbohidratos), y aún así, con la suficiente proteína.

Varios investigadores en sus estudios han intentado construir una dieta que carece de proteínas. Fracasaron todas las veces excepto una, cuando basaron la dieta fundamentalmente en dulces refinados como los refrescos, pasteles, donas, mermeladas, y gelatinas. Esto se vuelve más entendible al darnos cuenta que más del 20% de las calorías ingeridas por los adolescentes hoy en día proviene de estos tipos de alimentos azucarados. Si se come una dieta de alimentos integrales o una dieta basada principalmente en alimentos integrales, es imposible que no obtenga la suficiente proteína.

Me di cuenta que fue necesario introducir algo de la información bioquímica moderna en esta lección para no correr el riesgo de una falta de "datos científicos" que haría que mucha gente no tomara en serio el enfoque ayurvédico. Es una lástima que vivamos una época en la que se utilizan los "datos científicos" para promover sus propios productos y dogmas. Aunque se dieran varios ejemplos arriba, se tiene que notar que constituyen sólo la punta del iceberg. Otro ejemplo es el de la osteoporosis. Se dirige, a las mujeres en particular, toda la gama de información errónea ya que se supone que van a perder su densidad ósea al momento de empezar la menopausia. Se les dice que es bueno comer muchos alimentos ricos en calcio tales como la carne, los productos lácteos, y tomar suplementos de calcio. Desafortunadamente, nunca se ha demostrado que los suplementos de calcio aumenten la densidad ósea. No llegó a esta conclusión cualquier charlatán, si no que fue el resultado al que llegó un equipo de investigadores, encabezado por el Dr. B Lawrence Riggs del Clínico Mayo, EUA. Cabe señalar que existen otros estudios que llegaron a la misma conclusión.

La razón principal de la pérdida de densidad ósea, o sea, del calcio que sale de los huesos, es la ingesta excesiva de proteína. Ya que se entiende lo antes mencionado, el recomendar que se coman productos animales por su alto contenido de calcio es inaudito. Los productos animales eliminan mucho más calcio de los huesos que lo que añaden, así que el seguir los consejos actuales creará las condiciones perfectas para la perdida de densidad ósea y el comienzo de osteoporosis. Esto es, tal vez, porque una de las causas más importantes de la muerte de mujeres de sesenta y cinco años y más es por las consecuencias de la osteoporosis. Si una persona, hombre o mujer, se preocupa por su densidad ósea, el factor único y más importante al que se tiene que hacer caso es empezar a comer una dieta baja en proteínas, basada en alimentos vegetales.

De acuerdo con el American Journal of Clinical Nutrition, las necesidades proteínicas del cuerpo humano son solamente el 2.5% de la ingesta total de calorías. La Organización Mundial de la Salud establece el requerimiento adulto al 4.5% y el Consejo alimentario y de la nutrición de la Academia nacional de las ciencias lo establece al 6% -añadiendo un margen del 30% para la "seguridad"-. Hasta el nivel del 6% es fácil de alcanzar, comiendo algunas verduras y frutas cada día. De hecho, de las 44 hortalizas mencionadas en el Government Agriculture Handbook de los Estados Unidos, número 456, sólo una, la batata o camote está en el límite de derivar el 6% de calorías totales en forma de proteínas. Las demás hortalizas rebasan este requerimiento tal como lo hacen los granos y leguminosas. Hasta muchas frutas alcanzan o superan el requerimiento. De paso, vale la pena mencionar que las alergias son una reacción a las proteínas en los alimentos. Si tienes alergias alimenticias u otro tipo de alergias, una dieta baja en proteínas debería constituir la base de un plan de tratamiento natural.

Contenido proteínico de los alimentos comunes (las cifras representan el porcentaje de las calorías totales)

Tipo de alimento	% de proteína	% de grasa	% de carbohidratos
LA FRUTA			
Albaricoques	7	4	89
Arándanos	3	13	84
Caquis	3	3	94
Cerezas	8	4	88
Ciruelas	3	0	97
Ciruelas pasa	4	1	95
Dátiles	3	0	97
Duraznos	6	2	92
Frambuesas	8	16	76
Fresas	8	12	80
Granadas	3	5	92
Higos	6	5	89
Limones	15	7	78
Mangos	4	5	91
Manzanas	1	8	91
Melón chino/cantalupo	9	3	89
Naranjas	8	4	88
Papaya	6	2	92
Peras	5	6	89
Piñas	3	3	94
Plátanos	5	3	92
Sandia	8	7	85
Toronja	5	2	93
Uvas	8	13	79

Tipo de alimento	% de proteína	% de grasa	% de carbohidratos
VERDURAS			
Aguacate	5	81	14
Alcachofa	22	3	75

Apio	20	6	74
Batata / camote	6	3	91
Berenjena	18	9	73
Berros	40	11	49
Betabel	15	2	83
Brécol / brócoli	45	6	49
Calabacín	20	5	75
Calabaza	12	3	85
Cebolla	16	3	81
Col	22	7	71
Coles de Bruselas	44	6	50
Coliflor	40	6	54
Champiñones	38	8	54
Chicarros	30	4	66
Ejotes/judías verdes	21	6	73
Espárragos	32	6	62
Espinacas	49	9	42
Germinados de soja	43	20	37
Hoyas de mostaza	31	13	56
Lechuga	30	12	58
Maíz	11	7	82
Nabo	13	7	80
Patatas / papas	11	1	88
Pepino	24	7	69
Perejil	34	12	54
Pimiento morrón	22	8	70
Quingombó	22	8	70
Rábano	10	1	89
Tomates	18	8	74
Zanahorias	10	4	86

Tipo de alimento	% de proteína	% de grasa	% de carbohidratos
GRANOS			
Amaranto	16	8	76
Arroz Basmati	8	2	90
Arroz blanco	6	1	93
Arroz integral	8	5	84
Avena	15	8	77
Cebada	11	3	86
Centeno	20	7	73
Harina de maíz	9	5	86
Mijo	12	5	83
Quínoa	18	9	73
Trigo (entero)	16	5	79
Trigo sarraceno	15	7	78

Tipo de alimento	% de proteína	% de grasa	% de carbohidratos
LEGUMINOSAS			
Alubias pintas	26	4	70
Chicarros secos	28	3	69
Dal (rojo)	28	3	69
Garbanzos	23	12	65
Habas de soja	32	37	31
Habas mungo	28	3	69
Judías adzuki	25	4	71
Judías Lima	26	4	70
Lentejas	29	3	68
Tofu	40	48	12

Tipo de alimento	% de proteína	% de grasa	% de carbohidratos
NUECES Y SEMILLAS			
Ajonjolí	13	75	12
Almendras	12	76	12
Anacardos / nueces de la India	12	68	20
Avellanas	8	81	11
Cacahuetes	18	68	14
Nueces (negro)	13	79	8
Nuez de coco	4	85	11
Pepitas	20	70	10
Piñones	8	80	12
Semillas de girasol	17	69	14

Tipo de alimento	% de proteína	% de grasa	% de carbohidratos
PRODUCTOS LÁCTEOS			
Crema	8	90	2
Helado	20	48	32
Leche (entera)	21	49	30
Mantequilla	0	100	0
Queso Cottage	52	37	11
Queso (Cheddar)	25	73	2
Suero	40	3	57
Yogurt	21	49	30

Tipo de alimento	% de proteína	% de grasa	% de carbohidratos
PRODUCTOS ANIMALES			
Borrego (chuletas)	22	78	0
Carne de vaca / res	32	68	0
Huevo	33	65	2
Mariscos (almejas)	68	21	6
Pato	24	76	0
Pavo	41	59	0
Pescado (róbalo)	26	56	18
Pollo (carne blanca, con la piel, asado)	56	44	0
Pollo (carne negra, con la piel, asado)	44	56	0
Puerco (chuletas)	23	77	0

Fuente: "Nutritive Value of American Foods in Common Units", USDA Handbook. No 456.

Ahora es tiempo de retomar el punto de vista ayurvédico tradicional de que el comer una dieta baja en proteínas constituye la buena salud. Se supone, equivocadamente, que todos de la cultura de la India son o fueron vegetarianos. El hecho es que los de la casta guerrera, y dominante en los tiempos antiguos, eran cazadores y comían carne; los pobres comían lo que tenían a su alcance, tal como lo hacen hoy en día. El sistema ayurvédico, como se enfatizó en la primera parte, no es moralista; no existe ni bien ni mal. Es simple y sencillamente, el entendimiento de los efectos de comer cualquier sustancia.

El Ayurveda nos dice que comer carne es una manera rápida de construir tejidos, pero a fin de cuentas, tejidos de calidad inferior. El Ayurveda también considera problemático todo tejido animal ya que crea toxinas en el cuerpo. Por el término "toxina" se entienden dos cosas: que la sustancia en sí es tóxica respecto al cuerpo a largo plazo y, que durante el proceso de digestión, la carne animal produce bacterias tóxicas (ama). Además, dado que la carne animal lleva de 36 a 60 horas para pasar por el aparato digestivo, tiende a pudrirse en los intestinos antes de que se elimine.

La proteína no es un combustible limpio. Cuando se ingieren altas cantidades, el cuerpo tiende a quemarla como combustible –como sucede un una dieta basada en el consumo de carnes bajas en carbohidratos–. El producto secundario de quemar la carne animal como combustible, es el ácido úrico. Este ácido se lo conoce como "toxina" en el Ayurveda ya que una vez que el cuerpo se satura de el, éste inmigra a través del cuerpo y provoca enfermedades tales como la gota, artritis y enfermedades autoinmunes, entre otras. Ésta es una de las razones fundamentales por la que el Ayurveda clásico considera la carne como una elección nutricional pobre, porque tiene efectos secundarios cuando es ingerida de manera regular o comida en grandes cantidades.

Tradicionalmente, el Ayurveda usaba las sopas basadas en la carne como un método de ayudar a los enfermos a recuperar rápidamente su salud. El uso de la carne animal se limitaba a las terapias médicas y no se lo consideraba apropiado para el consumo diario. Algunos tipos de carne, particularmente la carne de vaca, se consideraban tóxicas para el consumo humano.

La teoria Tri-Guna del Ayurveda

No obstante, el efecto más problemático del consumo de los productos animales– inclusive el pescado y los mariscos– es sobre la mente. El Ayurveda afirma que son dos los efectos negativos fundamentales sobre la mente. El primero, es que la carne animal entorpece la mente y el segundo, que aumenta la violencia mental. Mientras pueda parecer que entramos aquí a áreas muy subjetivas, existe un cuerpo creciente de datos científicos que ponen la dieta en correlación con la conducta. Hasta ahora, no he visto datos sobre la diferencia entre la conducta violenta de carnívoros y la de herbívoros. Tal vez sea sólo una cuestión de tiempo antes de que hagan un estudio. Ciertamente, se puede observar el hecho de que las civilizaciones basadas en la ingesta de proteínas animales tienen largas historias de guerra, violencia e invasiones de otros países.

A ciencia cierta, existen datos sustanciales concernientes a los aditivos alimentarios y metales pesados sobre la conducta social y desempeño mental de sujetos bajo estudio. También existe una consciencia general de que carencias de ciertos nutrientes sí, afectan la mente. La hipoglucemia es un ejemplo sencillo de cómo el estado nutricional del cuerpo afecta la mente. De todas maneras, tenemos como enfoque el entendimiento ayurvédico del consumo de carne y su efecto sobre la mente.

Dado que los principios básicos que rigen el metabolismo y la homeostasis forman la teoría Tri-Dosha del Ayurveda, es en este momento que tenemos que exponer dicha teoría. En el sistema ayurvédico, hay un conjunto de principios que nos explican la naturaleza de la mente. En el Ayurveda, se refieren a dichos tres principios para afinar o entender mejor lo que ocurre en la naturaleza –por explicarlo de manera general antes de acceder al nivel más profundo de la metodología básica del tri-dosha. Específicamente, utilizamos la teoría Tri-Guna para entender las disposiciones mentales en la sicología humana. Los tres gunas ("guna" = atributo) se denominan sattva, rajas, y tamas en sánscrito.

De acuerdo al Ayurveda, cada alimento tiene uno de los tres principios que lo domina, por tanto, cuando comes un alimento, asumes la cualidad dominante de este alimento. Esto, a su vez, afecta tu estado mental y sicológico. Esta es una de las razones principales para las que el Ayurveda no defiende el consumo de carne, ya que todo animal muerto encarna la cualidad tamas o la inercia. La carne en general empieza por incrementar la cualidad rajas en la mente (es decir, la violencia o agitación) la cual se transforma en la cualidad tamas (quiere decir, el letargo o auto-negación). En el extremo opuesto del espectro se encuentra la fruta, que encarna la cualidad sattva, dado que es el alimento más ligero y el consumirla no daña en ninguna manera el árbol.

A continuación, se describen las cualidades del tri-guna, las cuales resumen las descripciones clásicas de los tres principios aplicados a la mente en general.

- Sattva   - armonía, claridad, inteligencia, paz, percepción.
- Rajas   - acción, movimiento, agitación, enojo, violencia, fuerza, disipación.
- Tamas   - inercia, entorpecimiento, falta de inteligencia, perversión, adicción, dependencia.

Es interesante notar que el Ayurveda considera que en los alimentos refinados, procesados, y los químicos de todo tipo (inclusive los aditivos alimenticios) predomina la cualidad tamas. Puede sonar raro, incluso loco, pero pienso que el observar de cerca la sociedad apoyará tal conclusión. Por ejemplo, el declive progresivo de los resultados académicos en las escuelas al nivel nacional es nada más una indicación de que el principio tamas domina en la dieta. Otro aspecto del principio tamas dominante es la expectativa de la violencia como si fuera normal; tal expectativa ha ido en aumento progresivo durante las últimas generaciones, conforme al aumento en el consumo de alimentos refinados y procesados.

Debido a varios eventos trágicos en todo el país de EUA, el gobierno americano empezó recientemente a estudiar la influencia de los medios con relación a la conducta violenta. Se necesitarán en toda probabilidad muchas más tragedias antes de que la gente se dé cuenta de que lo que comen afecta su mente y conducta. Existen en la actualidad varios estudios que sostienen este concepto. Sin duda muchos profesionales médicos se burlarán de este concepto, hasta lo criticarán. Pero, ¿qué pueden decir cuando sus propios estudios sostienen esta línea de pensamiento? Cuando se cambiaron las comidas escolásticas en Nueva York y California, los resultados académicos mejoraron proporcionalmente. En Nueva York, la mejoría en todos los resultados académicos fue la más grande jamás registrada en los Estados Unidos.

Hay muchos otros estudios que exponen las diferencias de conducta en las cárceles, centros de detención para menores y reformatorios. Estos estudios indican que sólo la dieta disminuye el número de incidencias violentas en los establecimientos. Este tipo de información tiende a confirmar el punto de vista tradicional de que los alimentos frescos e integrales son la mejor fuente alimenticia para el cuerpo y la mente.

Un factor que disuade a muchos vegetarianos hoy en día de la nutrición ayurvédica es el uso tradicional de los productos lácteos en esa cultura, y acerca del cual se habló en detalle en la sección sobre los lácteos. El Ayurveda considera que en los productos lácteos predomina la cualidad sattva, por lo menos, de punto de vista tradicional. Basta con decir que los productos lácteos producidos comercialmente se consideran predominantemente de la cualidad tamas. Aún así, algún consumo de mantequilla y yogurt orgánicos se considerará una buena nutrición a condición de que no sean hechos de leche descremada o pasterizada. Para que los lácteos se consideren alimentos nutritivos, tienen que ser de leche entera, fresca y no procesada, siendo estos tres factores del principio sattva. La mantequilla, el yogurt y el ghee se hacían de leche entera en la India antigua. A pesar de que la idea del consumo de esa grasa puede repeler a mucha gente, el Ayurveda afirma que el cuerpo tiene más capacidad de digerir la leche entera que la leche preparada de cualquier otra manera.

Es posible que el problema de las alergias e intolerancia a la lactosa se deba más a una preparación y procesamiento inapropiados de la leche, que a la leche misma. El Ayurveda nos dice que así es el punto. Si la leche no se prepara en la manera correcta, el cuerpo ya no la puede digerir, con la consecuencia de que se vuelve tóxica y envenena el cuerpo. De acuerdo al Ayurveda, es la manera en que tratamos y alimentamos las vacas lo que da inicio a este escenario, seguido por nuestra obsesión con la eliminación de las grasas y bacterias por el procesamiento, que hace que la leche de hoy en día sea indigesta.

De todas maneras, el uso tradicional de los lácteos en el Ayurveda se acerca más al de un condimento que un alimento. La gente no vivía de la mantequilla y el ghee sino que se añadieron a la dieta diariamente en pequeñas cantidades. Los lácteos en grandes cantidades crearán varios problemas de la salud sin importar si son enteros o procesados.

En realidad, el mayor problema en el mundo de hoy respecto al comer cualquier tipo de producto animal es el de los contaminantes químicos, cuya cualidad tamas se clasifica como dominante. Tarde o temprano, todo contaminante termina en los tejidos de los animales que comemos. Estos químicos no salen del cuerpo humano tanto como no fue posible que salieran del cuerpo del animal. Se piensa que el pescado es más seguro que la carne pero esto está lejos de la verdad. Los mariscos son algunas de las fuentes alimenticias más contaminadas hoy en día y casi la mitad de todo el pescado probado por el Sindicato de Consumidores estuvo contaminado con bacterias de los excrementos humanos y animales. En el 1994, el EPA emitió más de 1000 advertencias en contra de comer pescado proveniente de aguas contaminadas dentro y alrededor de los Estados Unidos.

Desde 1945, el uso general de pesticidas se ha incrementado por el 3,300% y la pérdida general de las cosechas por los insectos también se ha incrementado por el 20%. Desafortunadamente, la carne, pollo y productos lácteos contienen la fuente principal de los residuos de los pesticidas en la dieta occidental. Casi el 95% de la exposición humana a la dioxina proviene de comer carne, pollo y productos lácteos. La dioxina es un potente carcinógeno que también se usa para blanquear los tampones y las toallas femeninas; a esta luz, es importante reconocer que el problema de los pesticidas permanece en el medio ambiente por muy largo tiempo.

En relación con sólo la salud, pienso que las razones para continuar con una dieta basada en la carne son infundadas, dados los datos actuales disponibles. Parece que, de hecho, no hay una buena razón para comer una dieta basada en productos animales, desde el punto de vista de la salud. Es otra cosa si quieres comer carne, pollo, pescado y mariscos, o productos lácteos porque te gustan o quieres comerlos por otras razones. Sin embargo, deberías estar consciente de que no hay necesidad, en lo que se refiere a los requerimientos nutricionales. Siempre se está intentando espantar a los vegetarianos prospectivos con historias falsas acerca de las carencias de la vitamina B12. El cuerpo necesita muy pocas cantidades de B12, las cuales se pueden obtener de cualquier producto fermentado o mantequilla. Si es un problema, los suplementos de B12 se pueden tomar dos veces por semana; la vitamina B12 es especialmente importante para los niños y es muy aconsejable. Una de las razones principales por la que algunos vegetarianos carecen de B12 es porque no mastican su comida lo suficiente o no comen alimentos integrales.

Resulta que todo, desde los ácidos aminos hasta la B12, está contenido en dietas basadas en los vegetales y alimentos integrales. Desde luego, si eliminas únicamente la carne de tu dieta y sigues comiendo magdalenas, salsa catsup, y comidas instantáneas, terminarás con alguna forma de desnutrición. Pero esto es un caso de elecciones nutricionales equivocadas y no por comer una dieta basada en los vegetales.

En el fondo, la elección es tuya. Los datos están allí para enseñarte que cuantos menos productos animales consumas, mejor será tu salud a largo plazo. Acuérdate, nunca es demasiado tarde. Los estudios han demostrado que las dietas bajas en proteínas mejoran todo, desde la densidad ósea a las condiciones cardíacas, aún empezadas tarde en la vida. Jamás es tarde para empezar, inclusive una reducción de las cantidades de productos animales ingeridas impactará de manera fuerte en tu salud. Un poco de prevención vale mucho, y dados los precios de hoy, ¡mucho menos costoso!

12

COMO AUMENTAR LA INMUNIDAD

El concepto de la inmunidad, es decir, el principio que previene y responde a la enfermedad, es central al sistema ayurvédico en el cual los alimentos son la fuente o factor que aumenta o disminuye nuestra vitalidad básica y resistencia a las enfermedades. Sin embargo, el proceso de construir inmunidad a partir de los alimentos es un poco distinto a la manera actual de pensar en los alimentos, así que esta lección dará una explicación.

Antes de abordar el tema de la inmunidad como una consecuencia de la dieta, es importante entender que el Ayurveda reconoce que la gente nace con diferentes niveles de resistencia y fuerza, en el sentido de que no todos vienen a este mundo con la misma habilidad de resistir a las enfermedades o el mismo vigor básico. En el Ayurveda, el principio de la inmunidad o vitalidad se llama ojas, como fue mencionado en el curso anteriormente. Existen dos tipos de ojas, uno con el que se nace el cual reside en el corazón y no se puede aumentar o disminuir, y otro tipo que es el resultado de la nutrición y el funcionamiento correcto de la digestión; es este segundo tipo de ojas el tema de esta lección.

El Ayurveda reconoce que cada persona nace con una fuerza básica que no se puede cambiar; por tanto, únicamente se puede aumentar la inmunidad en su estrecha relación con la dieta hasta ese nivel natal, o sea, natural, y no más allá. Así que no es realista imaginar que se puede aumentar la inmunidad más allá lo que es genéticamente posible para el cuerpo. De acuerdo al Ayurveda, sin embargo, sí es posible incrementar la resistencia a las enfermedades hasta su máximo potencial mediante los hábitos correctos alimenticios.

La visión ayurvédica nos enseña que el cuerpo se compone de capas distintas. Es una manera metafórica de ver las cosas ya que por "capas" no se refiere a las capas de piel de una cebolla que se puede pelar y encontrar otra piel abajo. Por lo contrario, el concepto de las distintas capas se refiere al desarrollo de los tejidos que se llaman los siete dhatus en el Ayurveda. Cada tejido se clasifica de acuerdo con su función en la utilización de los nutrientes extraídos de los alimentos, no según su locación física. Es interesante notar que cada una de estas capas o tejidos también se puede alimentar de fuentes no materiales tales como los sentimientos y pensamientos.

De acuerdo con este entendimiento, cada tejido se nutre a partir del tejido anterior y por consiguiente, nutre a su vez el siguiente tejido. Aunque usemos las palabras "tejido" o "capa", ninguna palabra alcanza el sentido y amplitud multidimensionales de la palabra sánscrita original. Un sentido de la palabra dhatu es "apoyar", otro es "mantener", y otro más es "nutrir"; por lo tanto, vemos que la palabra "tejido" proporciona una idea parcial o limitada del término ayurvédico. Cabe decir que el alimento que comemos empieza el proceso de nutrir y apoyar al cuerpo.

Los siete niveles de tejido son el plasma y linfa; la sangre, en particular las células sanguíneas rojas, y las venas; el músculo y ligamentos; la grasa, es decir el tejido adiposo, y los tejidos conectivos; los huesos; la médula de los huesos y el tejido nervioso; y el tejido reproductivo, es decir, el esperma y el óvulo.

El resultado final de metabolizar los alimentos son los ojas o el principio que apoya a la inmunidad. Esa sustancia final, o sea ojas, no solamente se crea a partir de la nutrición de todos los tejidos anteriores, sino que también forma un lazo cerrado que, a su vez, nutre cada uno de los tejidos anteriores. Así que, cuando el principio ojas está bajo y deficiente, no es capaz de nutrir los tejidos anteriores, lo que implica que estos, a su vez, no crean lo suficiente o una buena calidad del principio ojas.

Apoyo alimenticio a la inmunidad

Con el fin de aumentar la inmunidad, necesitamos incrementar nuestra habilidad de digerir y asimilar lo que comemos, además de comer lo que podemos digerir y asimilar. Este es el punto de partida básico que ya se mencionó antes.

Lo que comemos, primero se vuelve el fluido que se absorbe en la sangre y luego en el plasma, el cual transporta los micronutrientes alrededor del cuerpo a través de una serie compleja de canales que no tienen mecanismo de bombeo, como tiene el corazón. En su lugar, el plasma y el sistema linfático requieren de las actividades "normales" de los músculos para bombear o mover los nutrientes a través del plasma. Por consiguiente, si se hace poco y nada de ejercicio, el cuerpo se encontrará desnutrido dado que el plasma no puede transportar los nutrientes por todo el cuerpo, una situación que crea congestión y estancamiento. Lo que es interesante es que también provoca un aumento del apetito porque el cuerpo no recibe los nutrientes que necesita y por tanto, pide más alimento.

Es evidente que el ejercicio es obligatorio para que el "jugo" o nutrientes sean absorbidos por el cuerpo; es más, el fallo de absorción de este nutrimento básico da lugar a la mala formación de los niveles de tejido del cuerpo, lo que rápidamente ocasiona una inmunidad baja. Fíjese bien que son las células sanguíneas blancas, que viven en los tejidos linfáticos, las que reaccionan primero a cualquier patógeno en el cuerpo. La falta de ejercicio provoca la congestión y estancamiento de los tejidos linfáticos, lo que impide la respuesta inmunológica correcta. A fin de cuentas, se necesita ejercicio diario a fuerzas.

Cuando el plasma es nutrido, divide los nutrientes en tres partes; una parte la usa como nutrimento, otra parte la rechaza como residuo, y ocupa la tercera parte para nutrir el siguiente nivel, la sangre. La sangre reabsorbe los nutrientes del plasma y a su vez, los divide en tres partes. La parte rechazada como residuos se combina con los residuos de todos los demás tejidos para que luego el hígado, vía la vesícula biliar, y los riñones, los limpien y eliminen.

Obviamente, las personas que padecen problemas de la vesícula biliar, piden demasiado a la capacidad de su sistema de eliminar los residuos producidos durante el funcionamiento metabólico normal. Los problemas de la vesícula biliar también pueden ocasionarse por los alimentos con un exceso de acidez que el cuerpo tiene que eliminar de la manera arriba mencionada; ambos cansan la función normal y provocan la congestión o calcificación de los conductos biliares. En general, toda toxina o ama resultante de la digestión, termina primero en la sangre para luego transportarse a través del cuerpo. De hecho, cualquier residuo de cualquiera de los tejidos puede volverse tóxico y contaminar el cuerpo si este lo retiene; es por eso que el Ayurveda da mucha importancia a la evacuación de los residuos.

Entre paréntesis, se debería notar que una hez fecal bien formada es una que está en una pieza, ni demasiado dura o blanda, ni demasiado oscura ni ligera de color, que no huela demasiado feo y que flote justo por debajo de la superficie del agua. Una deposición que se hunde, según el Ayurveda, indica una digestión pobre con el ama y demasiados elementos sólidos que pasan a la hez fecal en forma no digerida. Una deposición que flota en la superficie del agua como un bote puede indicar una mejor digestión pero señala una retención excesiva de materia sólida en el colon y, una que está en muchas o varias piezas señala la mala absorción en el intestino delgado. Si tus heces no están bien formadas, cambia tu dieta hasta que se formen de la manera correcta. Generalmente, esto se aplica a todas las constituciones.

A su vez la sangre nutre los tejidos de los músculos y el músculo nutre el nivel de la grasa. Problemas con la grasa o el músculo indican que el metabolismo de los nutrientes por la sangre y plasma no está funcionando correctamente. No se debe tratar el tejido adiposo directamente; primero se tienen que balancear los tejidos anteriores hasta que se digieran y se asimilen los nutrientes que reciben de manera correcta. El intento de trabajar con los tejidos muscular o grasoso directamente sin preocuparse por los tejidos del plasma y de la sangre es una manera de hacer defectuosa y terminará en el fracaso de cualquier dieta cuyo enfoque es la pérdida de peso o aumento de la inmunidad.

Cuando el metabolismo muscular y grasoso funciona normalmente, también los huesos se nutren bien. El Ayurveda nos enseña que los huesos reciben nutrimento directamente de la asimilación de los nutrientes en el colon, lo que está en conflicto directo con el punto de vista bioquímico que considera el colon como una cámara de retención y no un lugar de la asimilación de nutrientes sutiles. En el Ayurveda, la salud del colon determina la salud de los huesos dado que los elementos necesarios para la formación de los huesos se absorben en esta fase. El uso de los nutrientes del nivel del tejido adiposo y del colon construye buenos huesos, fuertes. Nótese que el consumo de alimentos difíciles de digerir y que cubren las paredes del colon, contribuyen directamente a la osteoporosis; se trata de alimentos como la harina blanca y la carne roja.

Cuando los tejidos de los huesos y el colon funcionan normalmente, se nutre a su vez la médula de los huesos y el tejido nervioso. Para que el sistema nervioso sea estable y fuerte, toda la cuestión de la nutrición tiene que funcionar bien. Entre más perturbado esté el metabolismo de los dhatus, más probable es que la persona sufra desequilibrios nerviosos. La bioquímica nos dice que mucha de nuestra inmunidad se produce en la médula de los huesos, pero el Ayurveda nos enseña que el resto del cuerpo apoya a la médula de los huesos y los tejidos nerviosos. Por regla general, cuando este nivel del cuerpo se debilita o se enferma, surgen enfermedades graves que son difíciles de sanar, así que, cuando se enferma en este nivel, la enfermedad es de carácter serio, y afecta la salud de todo el cuerpo.

Cuando el tejido de la médula de los huesos funciona correctamente, nutre el sistema reproductivo. De acuerdo al Ayurveda, el sistema reproductivo es atómico en el sentido de que es el producto más potente del cuerpo; el esperma y un óvulo son suficientes para detonar una explosión reactiva que resulta en el milagro de la creación de la vida. Es por eso el entendimiento del Ayurveda de que el tejido reproductivo es el elemento físico más fuerte del cuerpo.

El sistema reproductivo es una indicación, hasta cierto punto, de la salud general de una persona. Desafortunadamente, las vastas cantidades de químicos xenobióticos, es decir, los químicos que simulan las hormonas, a menudo afectan este nivel del cuerpo, desequilibrando la secuencia natural mencionada arriba. Los petroquímicos que traen efectos xenobióticos pasan directamente al último nivel de los tejidos, es decir, el sistema reproductivo, circunvalando el proceso normal de refinamiento que protege el sistema reproductivo.

Lo anteriormente expuesto es una razón por la que enfatizo tanto el evitar productos animales que son contaminados con estos químicos, que implica todo producto animal que no sea cultivado de manera orgánica. Las drogas farmacéuticas que receta el médico, dependiendo de lo que sean, también tienen el potencial de entrar directamente a los tejidos reproductivos, lo que explica el por qué de que tantas drogas modernas tienen el efecto secundario no deseado de la impotencia o infertilidad.

Cualquier debilidad sexual indica una falla en la formación y metabolismo del tejido anterior, a menos que sea cuestión de drogas farmacéuticas. En el caso de la toma de medicamentos recetados o de venta libre, los resultados pueden ser el deterioro sexual por circunvalar los pasos del cuerpo normales para metabolizar nutrientes. Nótese bien que esto se refiere también a los problemas premenstruales o perturbaciones premenopáusicas, aunque la menstruación sea un producto secundario del tejido del plasma, también se desarregla por desequilibrios en el tejido reproductivo. Cabe decir que se refiere también a los problemas de la próstata en los hombres.

Si el sistema reproductivo funciona bien, la inmunidad será fuerte, lo que se entiende por el hecho de que el mismo sistema reproductivo vuelve a dividir los nutrientes que recibe en tres partes, al igual que los tejidos anteriores. La parte que pasa al "siguiente nivel" se vuelve ojas, los cuales en el Ayurveda representan la vitalidad y fuerza preventiva en contra de la enfermedad. Los ojas, de hecho, forman un circuito cerrado al nutrir los siete niveles de tejidos anteriores desde el plasma hasta los tejidos reproductivos.

El Ayurveda reconoce los muchos alimentos y hierbas que nutren el último nivel de tejido y, por extensión, entiende que estos mismos alimentos y hierbas incrementan los ojas, es decir, la inmunidad. En el Ayurveda, algunas de estas sustancias se llaman afrodisíacos porque fortalecen y nutren el sistema reproductivo pero, no son afrodisíacos en el sentido de aumentar la excitación. Existe toda una clase de alimentos y hierbas que, si son comidos con regularidad, aumentan la fertilidad e inmunidad.

Razonar con la misma lógica nos hace ver que una sobreindulgencia en el coito sexual agotará el séptimo tejido y como consecuencia, bajará la inmunidad. Si una persona se encuentra débil, enferma o con una inmunidad baja crónica, la abstinencia sexual es una parte importante para recuperar la salud y la fortaleza. Por lo menos, tanto las mujeres como los hombres deberían abstenerse del orgasmo en esta situación pero, si están enfermos, deberían suspender toda relación sexual hasta lograr tener una mejor salud. Esto funciona en ambos sentidos; si una mujer u hombre no tiene interés en tener relaciones sexuales, puede indicar una debilidad del séptimo nivel del tejido del cuerpo y de la inmunidad. Por lo tanto, una manera de tratar esta situación, si no es un problema psicológico o emocional, es incrementar el nutrimento a los tejidos reproductivos.

Los alimentos y hierbas que aumentan la inmunidad también aumentan la grasa en el tipo kapha o el tipo kapha mixto. Esto es porque el tipo kapha tiene la inmunidad más fuerte y es el más fuerte físicamente de los siete tipos, así que, se necesita una atención especial cuando un tipo kapha o un tipo kapha mixto consume estos alimentos o hierbas. La lista que parece más abajo es una lista de los alimentos principales que se consideran aumentadores de la inmunidad. RECUERDE, la eficacia de las hierbas listadas depende de si puedes o no digerir las hierbas mencionadas, y que la toma de grandes cantidades de estos alimentos es una muy buena manera de congestionar el cuerpo y provocar enfermedades. PEQUEÑAS cantidades tomadas durante largos períodos son la mejor manera de aumentar la salud, fuerza, fertilidad, virilidad e inmunidad.

Nótese que se considera que los alimentos que corresponden a las partes reproductivas de las plantas tienen el poder más fuerte para construir la inmunidad y que son sáttvicas por naturaleza. También algunos alimentos tamásicos fortalecen los tejidos reproductivos, pero no se los considera aumentadores de los ojas y por tanto, no figuran el la lista.

Alimentos
Nueces frescas y semillas remojadas en agua y peladas
Leche cruda, hervida y tibia
Miel
Ghee
Todo grano fresco y los cereales
Fruta dulce a cierto grado

Hierbas

Nombre latín	*Nombre de la India*	*Nombre español*
Asparagus racemosus	Shatavari	-
Commiphora mukul	Guggulu	-
Emblica officinalis	Amalaki	-
Sida cordifolia	Bala	Herbacea
Terminalia chebula	Haritaki	-
Tribulis terrestris	Gokshura	Abrojo
Tinispora cordifolia	Guduchi	-
Withania somnifera	Ashwagandha	Orovale

Antes de usar estas sustancias, es aconsejable ajustarlas a tu constitución y poder personal digestivo y de asimilación.

Por último, se debe entender que el Ayurveda reconoce que se puede fortalecer la inmunidad mediante el uso correcto de la mente y los sentidos. De acuerdo al Ayurveda, los órganos de los sentidos son las puertas a la mente hacia el mundo material y físico. El uso correcto de la mente, o sea, la mente inconsciente, el intelecto, las emociones y la inteligencia, y junto con los sentidos, aumenta la inmunidad porque establece un estado de equilibrio. Hoy en día, decimos que una perturbación en esta relación es sicótica o en casos leves, neurótica.

El método principal del uso de la mente para aumentar la inmunidad es "retirar" la atención mental del mundo físico y de llevar los cinco órganos de los sentidos a un estado de descanso, un concepto que se llama pratyahara en el Sánscrito y hace parte de los ocho ramos del yoga. Quiere decir "salir de los sentidos" o "retiro de la distracción" e implica el volver la atención hacia adentro y no hacia afuera durante un periodo corto cada día, lo que implica un esfuerzo consciente al opuesto del sueño, que es un acto inconsciente. El resultado de practicar el pratyahara a diario es el equilibrio mental y un aumento de la inmunidad.

El pratyahara es uno de los aspectos más profundos de la nutrición ayurvédica; se recomienda que todo practicante del Ayurveda pase un tiempo cada día en volverse hacia adentro. Sin esta regeneración a diario de nuestra propia energía, no es posible ayudar a los demás de manera efectiva. Con el fin de estar presente con nuestros clientes, tenemos que aprender cómo estar presente con nosotros mismos, lo que requiere de la meditación o por lo menos, la fase preparativa de la meditación que es el pratyahara.

13

DIETA DESINTOXICANTE O DIETA ANTI AMA

A menudo, se necesita una dieta anti ama antes de implementar un programa nutricional a largo plazo; tal necesidad se ve cada vez que hay una película que cubre la lengua, una deposición que se hunde y/o huele fuerte. Existen otras señales de una acumulación de ama; revísese la sección sobre el diagnóstico y agni. También una dieta fuertemente reductora presenta contraindicaciones, como son cualquier tipo de enfermedad debilitante como el SIDA, tuberculosis, etc., cuando el paciente es muy joven (menos de 10 años) o de edad avanzada (más de 70 años), o cuando esté recuperándose tras una larga enfermedad. En otras palabras, en cualquier momento que un paciente esté débil, no debe utilizarla (la dieta) por sí solo; tampoco se debería recomendar a las personas que padecen un estado vikriti de alto.

Generalmente, todo tipo puede emprender esta dieta a principios de la primavera y a finales de verano para prevenir enfermedades, pero, se debe evitar en invierno si es posible, sobre todo en climas fríos. En climas calurosos, se puede realizar todo el año.

Se tiene que ajustar ligeramente una dieta anti ama para cada constitución y de acuerdo con la situación individual de cada persona; se sugiere respetar las siguientes duraciones de tiempo dependiendo de su estilo de vida, y el clima.

vata: no más de dos semanas
pitta: no más de cuatro semanas
kapha: no más de cuatro meses

Porcentaje de los grupos alimenticios

grupo alimenticio	porcentaje	grupo alimenticio	Porcentaje
Fruta	10%	Productos	0%
Verduras	35%	animales	0%
Granos	45%	Pescado	1%
Leguminosas	3%	Aceites (ghee)	0%
Nueces / semillas	0%	Edulcorantes	5%
Lácteos	0%	Especias	1%
		Suplementos	

Guía alimenticia anti ama para todo tipo

Grupo alimenticio	Tipo de alimento
Fruta	1 toronja o otra fruta ácida en la mañana
Verduras	1/2 taza de germinados de cebada, alfalfa y trigo, a diario; NADA de las solánaceas, todas las demás verduras cocidas a vapor para la comida y la cena a razón de una verdura por comida; los jugos vegetales son excelentes con especias suaves o jengibre.
Granos	1/2 a 1 taza de granos enteros cocidos por comida y cena de acuerdo con la constitución; NADA de harina blanca, pan o moldes de pasta; kicharee es bueno; los tipos pitta pueden comer cereales de grano integral en la mañana.
Leguminosas	Nada de leguminosas a excepción de kicharee preparado con habas mungo
Nueces/Semillas	No, a menos que estén germinadas
Lacteos	No
Productos animales	No (incluso huevo)

Pescado / mariscos	No
Aceites	No, se debe usar sólo ghee
Edulcorantes	No, se puede usar sólo miel cruda a razón de ½ cucharadita por día cuando sea necesario
Especias	Nada de sal, toda especia es buena, especialmente la jengibre y pimienta negra
Bebidas	Nada de bebidas frías, alcohol, café u otro estimulante; el agua es buena y pueden tomarse algunos tés herbales suaves
Suplementos	Se pueden usar spirulina, chlorella; el alga verde azul es fuertemente reductora (poco aconsejable para el vata); deben evitarse los demás suplementos

Los germinados son fuertemente limpiadores, y a menudo, suficientes por sí solos para evacuar ama cuando están combinados con una dieta sencilla, y se recomienda mucho este tipo de dieta para las viejas acumulaciones crónicas de ama. La cantidad de alimentos crudos ingerida debe seguir la lógica y explicaciones de este curso, es decir, de acuerdo con la constitución, edad, estación del año y agni. Sin embargo, la mayoría de las personas se beneficiarán de un consumo primariamente, de alimentos crudos en el curso de esta dieta, completados con granos enteros cocidos, o granos germinados cocidos.

Si cualquier indicación de alta vata o emaciación es evidente durante el curso de la dieta, se debe detener inmediatamente. Señales de un uso excesivo de la dieta anti ama son:

Insomnio

Desmayo

Pérdida de apetito

Emaciación

Palpitaciones

Falta de energía, motivación

Apatía

Falta de menstruación

Falta de concentración

Esta dieta es bastante desestabilizante y no es indicada para los clientes que son curanderos, psíquicos, trabajadores de la construcción, atletas, trabajadores sociales, o que desempeñan otro trabajo que les demanda mucha atención física o mental. Cabe notar el estado psicológico del cliente ya que esta dieta requiere de un estado mental bastante estable, y se sugiere evitarla cuando el cliente está sufriendo cambios emocionales importantes.

Si el cuerpo se desintoxica demasiado rápido, pueden surgir algunos problemas, lo que no considero muy buena señal, a pesar de que algunos practicantes dicen que estas señales son parte de una "crisis de curación". Es verdad que el cuerpo sufrirá peores síntomas antes de experimentar el alivio de todos los síntomas. No obstante, esto se convierte en la excepción más bien que la regla.

En mi práctica clínica, la aparición de tales síntomas ocurre menos del 10% de los casos; lo importante es evitar una desintoxicación demasiado rápido del cuerpo. Si el cuerpo se desintoxica lentamente, los síntomas negativos no se incrementarán, por lo tanto, usualmente es mejor introducir una dieta anti ama, despacio, en un programa del cliente. Todos mis clientes tienen que trabajar, ocuparse de una familia, entre otros, y si les diera una dieta fuertemente limpiadora, estarían obligados a faltar al trabajo lo que tal vez creará más carga psicológica. Sin embargo, si el cliente está enfermo, podría ser mejor dirigirlo desde un principio a esa dieta limpiadora.

Las señales comunes de que el cuerpo se desintoxica demasiado rápido son:

Dolores de cabeza
Erupciones cutáneas
Diarrea
Náusea

En la mayoría de los casos, estas señales no aparecerán si se ingieren las especias adecuadas. Cabe señalar que la señal más común de desintoxicación es el dolor de cabeza. Mi manera de hacer es reducir las cantidades de alimentos crudos o limpiadores hasta desaparezcan los síntomas, luego aumento las cantidades una vez que los síntomas y el metabolismo se reestablezcan.

Cuando recetas una dieta desintoxicante, es importante ver al cliente más a menudo, o sea, por lo menos una vez por semana. El basti, o enema ayurvédica, es muchas veces muy útil para evacuar acumulación tóxica del colon, y el pancha karma que es el programa desintoxicante ayurvédico, es muy indicado para efectos de acompañar a una dieta anti ama.

En las dietas específicas para enfermedades que se describirán más adelante, se menciona cuando el pancha karma es útil para el cliente, y si se da esta terapia en tu área, es buena práctica trabajar junto con la clínica o practicante que da la terapia. Tienes que estar muy consciente de que ambos, una dieta fuertemente desintoxicante y el pancha karma, pueden reducir el agni a niveles problemáticos. Mantener al agni es la más importante consideración en la reducción del ama y en las terapias desintoxicantes.

Se debe enfatizar que el mero hecho de comer unos cuantos alimentos crudos o curativos no es suficiente para cambiar el camino de una enfermedad o sus fases iniciales. El cliente tiene que adoptar la metodología entera ayurvédica junto con la dieta para lograr resultados exitosos.

BIBLIOGRAFÍA

Astanga Hrdayam, vols.I-III, trad. Murthy, Prof. K.R. Srikantha, 1996. Varanasi, India: Krishnadas Academy, 3ª ed.

Atreya. 2001. Perfect Balance. Ayurvedic Nutrition for Mind, Body and Soul. New York, NY: Avery Publishing.

Atreya. 2000. The Secrets of Ayurvedic Massage. Twin lakes, WI: Lotus Press.

Atreya. 1999. Ayurvedic Healing for Women. York Beach, Me: Samuel Weiser.

Atreya. 1998. Practical Ayurveda. Secrets of Physical, Sexual and Spiritual Health. York Beach, Me: Samuel Weiser.

Ballentine, Dr. Rudolph. 1978. Diet and Nutrition: a Holistic Approach. Honesdale, Pa: Himalayan International Institute.

Bohm, David. Wholeness and the Implicate Order. London: Routledge & Kegan Paul.

Caraka Samhita. Trad. Dr. Bhagwan Dash & Dr. R.K. Sharma, 1992. Varanasi, India: Chowkamba Series Office, 3 vols.

Colborn, Theo, et al. 1996. Our Stolen Future. New York, NY: Penguin Books.

Chen, J., T.C. Campbell et al. 1990. Diet, Lifestyle, and Morality in China. A Study of the Characteristics of 65 Countries. Oxford University Press, Cornell University Press, and the China People''s Medical Publishing House.

Frawley, Dr. David. 1989. Ayurvedic Healing. A Comprehensive Guide. Salt lake City, UT: Passage Press.

Joshi, Dr. Sunil 1996. Ayurveda and Panchakarma. Twin Lakes, WI: Lotus Press.

Lad, Dr. Vasant. 1984. Ayurveda. The Science of Self Healing. Twin Lakes, WI: Lotus Press.

Lad, Dr. Vasant & Dr. David Frawley. 1986. The Yoga of Herbs. Twin Lakes, WI: Lotus Press.

Lee, Dr. John R. 1996. What your Doctor may not tell you about Menopause. New York, NY: Warner Books.

Morningstar, Amadea. 1994. Ayurvedic Cooking for Westerners, Twin Lakes, WI: Lotus Press.

Morningstar, Amadea. 1990. The Ayurvedic Cookbook. Twin Lakes, WI: Lotus Press.

Pitchford, Paul. 1993. Healing with Whole Foods. Berkeley, CA: North Atlantic Books.

Robbins, John. 1996. Reclaiming our Health. Tiburon, CA: H.J. Kramer.

Robbins, John. 1992. Diet for a New World. New York, NY: Avon Books.

Robbins, John. 1987. Diet for a New America. Walpole, NH: Stillpoint Publishing.

Sharma, Dr. Priya Vrat. 1993. Sodasangahrdayam - Essentials of Ayurveda. Delhi, India: Motilal Banarsidass Publishers.

Svoboda, Dr. Robert. 1989. Prakriti: your Ayurvedic Constitution. Albuquerque, NM: Geocom.

ACERCA DEL AUTOR

Atreya Smith nació en Santa Mónica, California en 1956 y comenzó a meditar a la edad de diecisiete años. Fue discípulo de Neem Karoli Baba y de maestros occidentales, Ram Dass y Alan Watts. Comenzó a estudiar los Upanishads con la "Vedanta Society" en 1976. En 1982, se unió a una comunidad espiritual donde vivió hasta 1991 para reunirse con su actual maestro espiritual, Sri Poonjaji, quien le dio el nombre de Atreya, según la tradición india. Vivió más de seis años en la India, entre 1987 y 1994.

Atreya es autor de nueve libros publicados en siete idiomas en el arte de la medicina (Ayurveda) y la sanación indias. Es Director del European Institut of Vedic Studies (EIVS), que comenzó en 1998. Desde 1988, ha estudiado con muchos maestros indios de Ayurveda. Continuó sus estudios e investigaciones con los profesores de la Universidad Hindú de Benarés (BHU) en Varanasi, India. En 2005 le fue concedido el título de Vaidya (conocedor de los textos ayurvédicos) en Varanasi por su trabajo en Ayurveda. Desde 1987, se dedica profesionalmente a la medicina alternativa y ha trabajado con miles de pacientes en todo el mundo. Es herborista profesional y miembro de varias organizaciones profesionales, incluyendo el "American Herbalist Guild" (Gremio de Herbolarios americano) en los Estados Unidos. Atreya escribió cursos de nutrición y hierbas ayurvédicas y es uno de los maestros de Ayurveda más buscados en el Oeste. También se formó en Jyotish (Astrología Védica) y es miembro profesional del "American College of Vedic Astrology" (ACVA). Atreya y el Instituto están afiliados con varias universidades de la India y diversos institutos de todo el mundo con el fin de promover el Ayurveda y otras ciencias indias.

Sitio web: www.atreya.com   Twitter: atreyaAYURVEDA
Facebook: Vaidya Areya Smith

www.ingramcontent.com/pod-product-compliance
Lightning Source LLC
Chambersburg PA
CBHW030438290526
45786CB00001B/336

* 9 7 8 1 4 9 1 2 9 4 6 9 7 *